ÉTUDE
SUR LE
VER SOLITAIRE
OU LES
TÉNIAS ARMÉS, TÉNIAS INERMES, etc.
LE BOTRIOCÉPHALE
ET DIFFÉRENTS VERS INTESTINAUX DE L'HOMME

Avec planches lithographiques et figures

PAR

Victor TREILLE

Lauréat de l'Ecole de Pharmacie de Lyon,
Ex-aide Médecin-Major,
Professeur de Botanique agréé par le Ministre de l'Instruction publique,
Membre de la Société botanique de France,
Membre de l'Association pour l'avancement des sciences,
Ex-Président fondateur de la Société générale d'Horticulture de la Loire,
Membre du Comité départemental pour l'organisation de l'Exposition universelle de Paris 1889,
Nombreuses Médailles et Hautes Récompenses de différentes Académies ou Expositions,
Paris, Lyon, Marseille, Bordeaux, Roanne, Nice, Toulon, etc., etc.
Grands Prix avec Croix, Hors Concours partout, Membre du Jury,
Ex-Fournisseur de la Ville et du Lycée de Saint-Etienne,
Admis à l'Exposition de Paris 1900.

20me ÉDITION

PRIX : 2 FRANCS

« La santé est le trésor le plus facile à perdre et le plus mal gardé. » « Victor TREILLE. »

« Il serait à désirer que la médecine recherchât toujours dans le règne végétal ses remèdes contre les vers et les maladies en général. » « Victor TREILLE. »

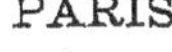

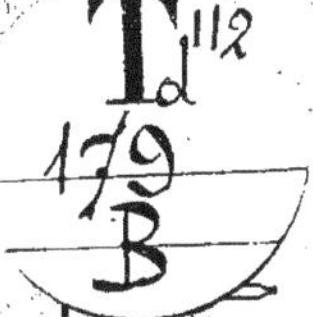

PARIS
J.-B. BAILLÈRE, LIBRAIRE-ÉDITEUR
19, rue Hautefeuille.

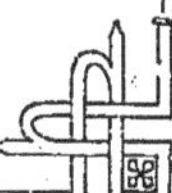

L'auteur de cet ouvrage interdit toute reproduction.

Le but de ce travail est de faire connaître les nombreuses maladies occasionnées par les vers, et d'indiquer le vrai et seul remède.

Le **Tœnifuge Victor TREILLE** est garanti, soit comme effet, soit comme innocuité.

Si donc, dans les huit jours qui suivront la prise d'une dose, la même personne apercevait encore des anneaux ou des tronçons du **Ver, M. V. TREILLE** offre une nouvelle dose pour rien; dans ce cas, le malade **devra se présenter lui-même** à la Pharmacie où on lui fera prendre le remède. Cette précaution est motivée par les abus faits par certaines personnes peu délicates qui, étant guéries, venaient prendre **gratis** un remède qu'elles vendaient ensuite à d'autres.

Chaque Tœnifuge est accompagné d'une belle brochure sur les vers.

Pris séparément, l'ouvrage se vend **2** francs.

Signé : L'auteur,

VICTOR TREILLE,

Place Guichard, LYON.

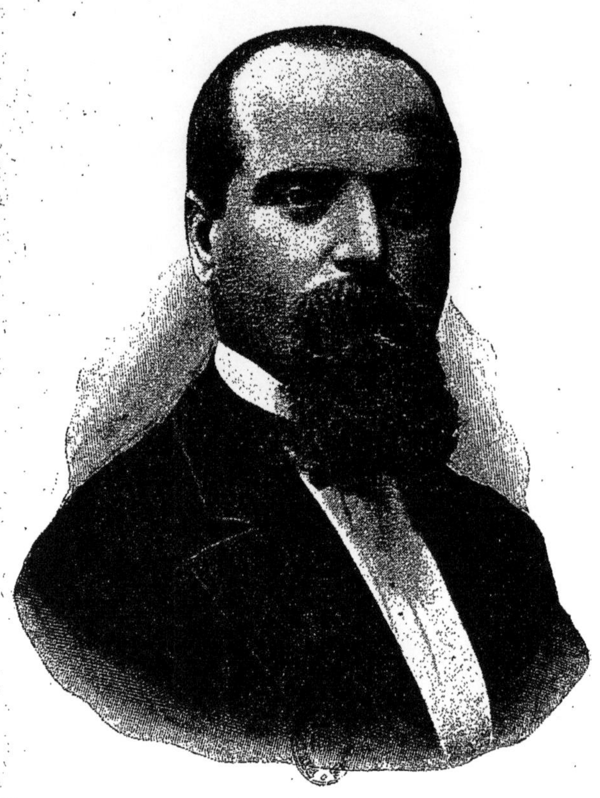

M. VICTOR TREILLE

ÉTUDE

SUR LE

VER SOLITAIRE

OU LES

TÉNIAS ARMÉS, TÉNIAS INERMES, etc.

LE BOTRIOCÉPHALE

ET DIFFÉRENTS VERS INTESTINAUX DE L'HOMME

Avec planches lithographiques et figures

PAR

Victor TREILLE

Lauréat de l'Ecole de Pharmacie de Lyon,
Ex-aide Médecin-Major,
Professeur de Botanique agréé par le Ministre de l'Instruction publique,
Membre de la Société botanique de France,
Membre de l'Association pour l'avancement des sciences,
Ex-Président fondateur de la Société générale d'Horticulture de la Loire,
Membre du Comité départemental pour l'organisation de l'Exposition universelle de Paris 1889,
Nombreuses Médailles et Hautes Récompenses de différentes Académies ou Expositions,
Paris, Lyon, Marseille, Bordeaux, Roanne, Nice, Toulon, etc., etc.
Grands Prix avec Croix, Hors Concours partout, Membre du Jury,
Ex-Fournisseur de la Ville et du Lycée de Saint-Etienne,
Admis à l'Exposition de Paris 1900.

20me ÉDITION

PRIX : **2** FRANCS

« La santé est le trésor le plus facile à perdre et le plus mal gardé. » « Victor TREILLE. »

« Il serait à désirer que la médecine recherchât toujours dans le règne végétal ses remèdes contre les vers et les maladies en général. » « Victor TREILLE. »

PARIS

J.-B. BAILLÈRE, LIBRAIRE-ÉDITEUR

19, rue Hautefeuille.

A mes Lecteurs !

De temps en temps paraissent des ouvrages sur les vers intestinaux de l'homme. Ces ouvrages sont d'autant plus précieux qu'ils sont basés sur des expériences et des faits pathologiques précis ; ils sont d'autant mieux reçus qu'ils dissipent peu à peu le brouillard qui, jusqu'à ces temps derniers, tenait obscur le champ vaste de la médecine.

On a été longtemps, bien longtemps, à s'y mettre ; mais aujourd'hui l'incrédulité tend à céder le pas à l'évidence, et viendra bientôt un jour où la plupart des maladies inconnues ou déclarées jusqu'ici incurables seront guéries par le traitement rationnel de l'infection vermineuse ou par la sérothérapie.

Nous devons beaucoup aux savants praticiens qui ont travaillé à tirer la pathologie vermineuse de la torpeur insouciante, pour ne pas dire obstinée, où elle était restée jusqu'à eux. Grâce, aujourd'hui, aux travaux des éminents docteurs qui ont nom Davaine, Laboulbène, Bremser, Delpech, Smith, Lortet, Personne, Raspail, Pasteur, Roux, etc., *la nouvelle génération médicale aura une arme puissante pour défendre la vie des malades qui lui accorderont leur confiance.*

Pour ma part, j'ai largement puisé dans les ouvrages de ces maîtres, et compulsant mes expériences et mes observations personnelles, je me suis fait un devoir de philanthropie de mettre à la disposition de mes semblables tout le petit bagage scientifique et professionnel que j'ai acquis par plus de trente ans de pratique.

Je ne présente pas ce qu'on appelle le Tœnifuge Victor Treille *comme une invention ; non, j'ai essayé et, enfin, j'ai réussi à pouvoir présenter aux malades un remède bien préparé, bien dosé et d'un effet certain. Tout le mérite de mon travail est d'avoir su saisir, en temps opportun, le principe anthelmintique d'une plante cependant très commune, la* Fougère mâle, *et de le présenter sous une forme simple, réduite et acceptable, sans danger aucun pour tous les tempéraments et tous les âges, le principe toxique de la Fougère ayant été isolé dans la préparation du Tœnicide.*

Victor TREILLE.

DES VERS DES INTESTINS

Tant que l'enfant ne se nourrit que du lait de sa mère, il n'est accessible à aucun vers. Les *Vers intestinaux* ne sont absorbés que par déglutition et absorption de substances ayant subi le contact de l'air ou l'intervention d'un corps étranger. Ainsi, le veau qui n'a jamais que tété ne pourra jamais transmettre le germe d'aucun ver, attendu que les vers ne sont pas héréditaires ni transmissibles par la mamelle.

Mais, dès qu'on permet aux enfants de prendre quelque nourriture ou quelques fantaisies comestibles, ils deviennent accessibles à la contagion. Il faut cependant faire une exception pour certains vers, les *Oxyures* par exemple, qui se transmettent par les voies urinaires ou rectales et par le seul contact de linges contaminés, et de l'extérieur à l'intérieur.

L'eau, l'air, la terre sont remplis de *Vers* ou *d'œufs de vers ;* on doit donc admettre encore l'absorption de certains vers par la respiration et les boissons.

Les parasites du corps humain deviennent de plus en plus fréquents et leur tendance à se propager n'est que trop manifeste vu les difficultés hygiéniques et alimentaires créées par les agglomérations et les importations.

Tous les observateurs ont remarqué la multiplicité de ces vibrions ou bacilles, appelés banalement *microbes*, dans certaines eaux, dans le voisinage des marécages, dans les quartiers insalubres des villes et autour des détritus quelconques déposés dans les campagnes. On affirme aujourd'hui que toutes les maladies, ou à peu près, toutes les maladies naturelles sont le résultat de la présence des vers produits par le contact ou par l'absorption. Il faut cependant admettre la génération subspontanée, c'est-à-dire le développement du ver resté à l'état embryonnaire en attendant un milieu favorable à son développement. Le typhus, le choléra, les fièvres épidémiques diverses produisent une effervescence considérable du sang, le troublent, congestionnent la circulation sanguine et provoquent la mort si on n'arrête pas à temps le progrès de l'invasion du vibrion ; la variole, la syphilis et, paraît-il encore, la phtisie même, sont des maladies produites par certains vers généralement appelés *Microbes*.

On connait encore des insectes qui percent la peau et y déposent leurs œufs dans l'ouverture faite avec leur trompe; de là les inflammations locales, le charbon, l'anthrax, etc., etc.; les chevaux et les vaches sont très exposés à ces maladies, et, en Afrique, les habitants de certaines contrées souffrent beaucoup d'un *Ver* hypodermique connu sous le nom de *Dragonneau.*

Certains tempéraments sont beaucoup plus sujets aux vers que d'autres. Les glaires et les humeurs groupissantes sont des foyers de fermentation, des nids à vers : aussi, les personnes apathiques, flegmatiques, bilieuses, sont-elles plus souvent atteintes de vers que les personnes sèches et nerveuses.

Les années pluvieuses sont favorables à la multiplication des vers : les fibres animales se relâchent, s'affaiblissent; le tissu épidermique devient spongieux et absorbe facilement les émanations humides de l'air ambiant, et la contagion est plus facile. Dans ces saisons, du reste, les aliments sont inférieurs et digèrent moins bien; ils portent avec eux des semences de vers plus abondantes, toutes causes, dit Pringle, qui facilitent la naissance et la multiplication de ces parasites; d'où les fièvres vermineuses, sporadiques, épidermiques, putrides, etc.

Le contraire a lieu : 1° Dans les tempéraments chauds, car la bile, qui est âcre, ne laisse point amasser de glaires dans les intestins, les digestions sont promptes et bonnes; 2° dans les saisons sèches, car les maladies tendent au caractère inflammatoire; 3° dans les pays élevés, où l'air n'est point surchargé d'humidité; mais il en est autrement dans les pays situés en plaine et surtout dans les plaines marécageuses.

Des différents Vers auxquels est sujet l'homme pendant sa vie, nous n'examinerons que les principaux, entre autres les *Ténias*, les *Lombrics*, les *Ascarides*, les *Oxyures*, etc., empruntant des renseignements aux naturalistes qui ont en quelque sorte spécialisé l'étude de ces parasites.

En pleine fin de siècle, on tremblait à la pensée des infiniment petits nommés *microbes* et aujourd'hui les gros *vers* intestinaux ne font plus peur à personne.

Laboulbène et Davaine ont démontré par leurs nouvelles découvertes que les maladies occasionnées par les vers sont réelles et très fréquentes.

L'Histoire naturelle et la Science des vers

L'Histoire naturelle donne le nom de *Vers* à des animaux qui ont le corps mou et dépourvu de pattes articulées.

Les vers forment la partie la moins connue de l'Histoire naturelle, et, jusqu'à ces derniers temps, la médecine a eu l'air de ne guère y croire. De nos jours, se trouvent encore des sceptiques qui traitent de contes de vieilles femmes les symptômes des maladies occasionnées par les vers. Ces médecins-là ne sont certainement pas des élèves de la dernière école ni des fervents de l'ancienne ; car, s'ils eussent assisté aux cours d'histoire naturelle des Lortet, des Pasteur, des Cauvet, des Claude Bernard, des Moquin-Tandon, etc., ils ne se renfermeraient pas dans le cercle arriéré de la routine et de l'incrédulité par pure obstination personnelle.

S'ils ont échappé aux leçons des professeurs qui font la gloire de la médecine bactériologique contemporaine, ils devraient au moins se rappeler les théories émises par les Peysonnel, les Tremblay, les Réaumur et les Raspail. Il est vrai que cette étude est dépourvue d'agréments et qu'il faut y avoir un goût tout particulier ; mais toutefois, si ces sceptiques se sont arrêtés dans le chemin de la science, qu'ils n'entravent pas au moins le progrès de la médecine par des raisonnements aussi ridicules. Ces stupides gêneurs du progrès médical sont rares, fort heureusement ; mais n'y en aurait-il qu'un seul, il est de trop, puisque, par suite de son incrédulité enracinée et obstinée, il peut arriver à perdre son ou ses semblables.

Buffon a dit que l'étude des vers ne mène pas à la fortune ; il a dit vrai. La satisfaction de savoir est le seul bénéfice qu'on en retire en dernière analyse. Cette étude est d'ailleurs la plus difficile de toutes, et elle n'est pas la plus appétissante.

Les vers ne pouvant que très difficilement se conserver en collection, on n'a donc que peu d'instants à les étudier ; il faut saisir au passage l'intérêt scientifique et pour profiter de ces occasions, il faut être déjà suffisamment instruit en théorie.

On trouve rarement d'ouvrages sur les vers. Belay en 1553 et Rondelet en 1554 furent les premiers qui publièrent leurs travaux sur les vers. Au dix-septième siècle, nous trouvons Gesner, Colunma, Aldrovande, Jonston. Enfin, à la découverte du microbe, nous voyons Rumphius, Leba, Marsigli, Donati, Bastu, Baker,

Leske, Gœse, Ledermuler, Bloch, puis Linné et Othon-Frédéric Muller, qui s'occupent un peu sérieusement de cette science. Le docteur Davaine, membre de l'Académie de médecine de Paris, et le docteur Filatoff, professeur de pédiatrie à l'Université de Saint-Pétersbourg, m'ont fourni de bien précieux renseignements dans leurs traités sur les vers, traités pleins d'actualité et de logique.

Il a établi différentes divisions et subdivisions; il serait trop long de faire la classification des vers en général, et, poursuivant mon programme, je m'en tiendrai à ceux qui ont fait l'objet de mon petit travail, mettant à profit les leçons des meilleurs maîtres.

Je ne traiterai pas de l'anatomie des vers et me bornerai à indiquer, comme A.-E. Brehen, leurs caractères, leurs mœurs, leurs habitudes, l'habitat, et enfin, je dirai quelques mots du traitement qui convient à chaque espèce.

Extrait du MONDE SAVANT, par le Dr Jorand

Le Ver solitaire. — Le Ténia « armé » et le Ténia « inerme ». — Les Cysticerques du bœuf et du cochon. — Les Ténias du chien.

Depuis une vingtaine d'années, la fréquence des ténias, connus vulgairement sous le nom de *Vers solitaires*, s'est notablement accrue. Le Ténia n'est sans doute pas partout aussi connu qu'en Abyssinie où tout individu qui n'entretient pas dans son intestin quelques parasites de ce genre est considéré comme malade; cependant, le nombre des malades qui viennent aux consultations des hôpitaux demander qu'on les débarrasse de leur ver, s'est multiplié dans des proportions qui, il y a une douzaine d'années, avaient déjà attiré l'attention des médecins.

On croyait volontiers à ce moment, comme on croit encore dans le public, que l'intestin donnait surtout asile au seul vrai Ver solitaire, au *Ténia armé*, dont la tête est munie de crochets. On y regarda de plus près et on reconnut que le Ténia armé est assez rare et que, dans la grande majorité des cas, le spécimen rendu appartenait à une espèce voisine, le *Ténia inerme*, qui se distingue, entre autres particularités, de son confrère, par l'absence de crochets au rostellum ou museau ; celui-ci manque.

Or, on savait que le premier nous est transmis par la viande de porc atteint de ladrerie, c'est-à-dire infectée par un parasite nommé *cistycercus cellulosæ*, dont le ver solitaire est une des formes de développement ou de transformation, comme le papillon vient de la chenille.

Le Ténia inerme, lui, provient d'un autre cysticerque qui se trouve dans la viande du bœuf et du veau. C'est lui qui peuple les intestins des Abyssiniens, chez qui l'usage de la viande du bœuf crue est très répandu. L'extension de cette même habitude, limitée cependant chez nous à l'usage de la viande peu cuite et des biftecks saignants, la prescription médicale de la viande crue aux malades anémiques, chlorotiques, dyspeptiques, etc., expliquent l'abondance croissante des Vers solitaires à Paris et dans la province ; mais il y a encore une autre raison.

* * *

M. Laboulbène a fait sur ce sujet une intéressante communication à l'Académie des sciences. En 1875, la proportion des Ténias armés aux Ténias inermes était de 1 à 20 ; aujourd'hui, elle est de 1 à 100. C'est que, pour le premier cas, les règlements administratifs sont rigoureusement appliqués ; toute viande de porc ladre, asile du Ténia armé, est saisie dans les villes, mais non dans les campagnes.

Mais on ne peut saisir de même la viande de bœuf infectée par le cysticerque du Ténia inerme, et cela pour une raison péremptoire : c'est que, malgré toute l'attention des inspecteurs vétérinaires, il est impossible de voir tous ces cysticerques dans la viande inspectée.

M. Laboulbène a cherché les raisons de cette anomalie. Il a fait avaler à des bœufs des anneaux de Ténia inerme. Au bout d'un certain temps, le bœuf ayant été tué, les fragments de viandes très fraîches, immédiatement examinés, montraient les cysticerques parfaitement nets et reconnaissables.

Une partie de cette viande fut mise dans l'alcool et l'autre laissée à l'air. Or, dès le lendemain, tandis que les cysticerques étaient encore très visibles dans la viande conservée dans l'alcool, ils avaient complètement disparu dans les morceaux laissés à l'air.

Le contact de l'air suffit donc pour faire disparaître les cysticerques du bœuf dont les vésicules s'affaissent et deviennent méconnaissables. De là, l'impossibilité d'empêcher de vendre des viandes ainsi infectées.

Mais le cysticerque n'a pas disparu en réalité. M. Laboulbène indique le moyen de lui rendre un aspect reconnaissable. Il suffit d'ajouter un peu d'eau additionnée d'acide nitrique ; les fibres musculaires et les cysticerques se gonflent, et ceux-ci reparaissent sous forme de petits grains allongés, demi-transparents, de six à huit millimètres de diamètre.

Cette expérience n'est, du reste, que très peu pratique dans les grandes villes et à plus forte raison dans les campagnes.

***

Le Ténia armé et le Ténia inerme ne sont pas les seuls qui fréquentent notre intestin grêle. Une autre variété, qu'on appelle le Botriocéphale, s'observe surtout en Suisse et en Russie. Celui-ci provient de poissons de certains lacs. Un savant genevois a nié, toutefois, que les poissons du lac de Genève fussent coupables. Il a examiné toutes les variétés de poissons (39) contenues dans le lac, et chez aucun il n'a trouvé ni Botriocéphales, ni œufs de Botriocéphale. Cette assertion est contestable. Du reste, il se trouve aussi des Botriocéphales dans les lacs et étangs de l'est de la France, comme dans le lac de Genève, surtout dans le Jura.

Il est certain, cependant, que si les 39 espèces de poissons du lac Léman sont innocents, le Botriocéphale est surtout une spécialité helvétique au point que si on trouve un Botriocéphale à Paris, il faut tout de suite chercher le Suisse (1).

Le professeur Potain a rapporté, dans le temps, l'observation suivante : Une dame vient lui demander de la débarrasser du ver solitaire. Un tœnifuge est administré et la dame expulse un Botriocéphale. La dame était française et n'avait jamais voyagé en Suisse; d'où venait ce Botriocéphale? M. Potain chercha le Suisse : il y en avait un. Sa cliente lui apprit qu'elle vivait à la campagne avec un jeune Suisse, lequel était possesseur du ver solitaire.

Mais, comment le jeune Suisse avait-il pu transmettre son ver à son hôtesse? La dame avait un jardin, et dans ce jardin, de fort belles salades dont elle se délectait.

Probablement, sur ces salades, le jeune Suisse... vous avez compris. Dame! quand on parle du Ver solitaire (2), il faut avoir soin de bien laver ces salades, arrosées par des... Suisses ou autres.

---

(1) La féra, qui se mange beaucoup à Genève, a le Botriocéphale, et c'est un des 39 poissons du lac de Genève.

(2) A ce propos, je puis aussi raconter une petite histoire analogue : Une dame de 50 ans m'apporte un jour un anneau de ver solitaire, ne sachant ce que c'était. « La personne qui a fait ce ver a passé à Genève, dis-je. — Mais non, répond la dame. C'est ma fille et je suis sûre du contraire. — Demandez-lui. Le même soir, la mère revenait en riant : vous aviez raison ; je viens de marier ma fille et à son voyage de noces elle a dîné à Genève une seule fois en passant. » C'était assez, la jeune mariée avait mangé de la truite saumonée du lac de Genève et avait absorbé des œufs de Botriocéphale. Victor Treille.

Nous avons aussi les chiens qui sont de véritables nids à ténias; les vers pullulent dans leurs intestins. Il y en a un particulièrement dangereux; car, transmis à l'homme, il donne naissance à une redoutable maladie de foie qu'on appelle le kyste hydatique. Mais, au lieu d'être long comme le Ver solitaire, il a à peine un centimètre; c'est le Ténia échinocoque.

Un autre s'appelle le Ténia *cucumerina ;* celui-ci a son germe, son cysticerque dans le pou du chien. Le chien, en se léchant et en avalant les poux qui sont attachés à ses poils, avale en même temps le parasite qui se développe dans son intestin.

On observe parfois ce ver chez l'homme. Dans tous les cas signalés, on a constaté que les personnes infectées avaient embrassé un chien dont les poils étaient habités par le pou en question.

Deux médecins allemands viennent de publier deux cas de ce genre, observés chez des enfants de huit à quatorze ans, l'un rendit trente ténias cucumérinas de vingt-cinq à trente centimètres de long, l'autre quarante-huit.

Et dire qu'il y a des gens qui adorent se faire lécher par leur chien ! (1)

---

(1) **Les vers intestinaux chez les chiens**; par le Dr Pasqual Pais, médecin vétérinaire. (*Bulletin de la Société de pharmacie de Bruxelles.*)

Le chien porte en lui, lorsqu'il est attaqué de maladies vermiculaires, les germes de dangereuses maladies qui se transmettent à l'homme et aux autres animaux.

Ces germes sont les œufs de différents ténias :
a) Tænia échinococcus;
b) Tænia cœnurus;
c) Tænia cucumerina;
d) Tænia marginata;
e) Tænia serrata, et
f) Tænia lagopodis.

Ces vers sont souvent les hôtes des intestins du chien; ils déterminent parfois chez lui une irritation générale, la passion de mordre et de l'amaigrissement.

Il n'est point possible de diagnostiquer, par le simple examen des excréments, la présence de ces parasites. L'aide d'un microscope est indispensable pour pouvoir y constater les œufs.

PREMIÈRE PARTIE

LES VERS PLATS

Vers solitaires, Ténias, Botriocéphales.

Les *vers plats* sont bien distincts par la forme des vers appelés généralement *vers ronds.* Ceux-ci comprennent les *ascarides lombricoïdes*, les *oxyures,* les *trichocéphales*, etc., etc. Ceux-là indiquent surtout les *Ténias, vers solitaires, botriocéphales.* On appelle encore ces derniers : *vers en rubans.* Ce sont, en effet, des vers plats, plus ou moins allongés, à anneaux s'adaptant les uns aux autres en forme de chaînette. Ces anneaux sont généralement hermaphrodites, et parfois on les voit s'échapper par l'anus séparés, ou plusieurs à la suite des uns et des autres, sous forme de petits lacets plats et blancs : ils sont isolés, et ont la forme d'une graine de melon.

Caractères. — Clauss caractérise les animaux composant cette classe de la façon suivante : « *Vers à corps plat* », plus ou moins allongé, à organisation inférieure, pourvus le plus souvent de ganglions cérébraux, mais toujours dépourvus de chaîne ventrale ; armés fréquemment de suçoirs et de crochets ; généralement hermaphrodites.

Les *Vers plats*, Plathelminthes, Platodes, Cotylides sont les plus inférieurs de tous les vers par leur organisation ; le corps est tantôt homogène, tantôt divisé par des étranglements transversaux en une série d'anneaux, placés bout à bout, tendant à s'individualiser et à vivre après leur séparation d'une vie indépendante.

Les *Cestoïdes* ou *Vers solitaires* ou *Ténias* forment un des types le plus complet de la forme coloniale.

Le développement des Plathelminthes présente des métamorphoses compliquées, liées à la génération alternante ; nous allons suivre les phénomènes complexes que ces animaux présentent, en étudiant le principal des deux grands groupes constitutifs de la famille, c'est-à-dire le groupe des Cestoïdes ou vers rubanés. Le groupe des Trématodes n'offrant ici qu'un intérêt relatif, nous n'en dirons rien dans cette édition.

Les Çestoïdes ou Tænioïdes.

Caractères. — Les *Cestoïdes* ou *Vers rubanés* dont le *Ténia* est l'un des types les plus connus forment un groupe de Vers singuliers, caractérisés par un corps multiarticulé (Van Benden). Longtemps ils furent considérés comme des animaux simples et il a fallu les remarquables travaux de Van Beneden pour détruire l'ancienne opinion et prouver que chaque ruban de Ténia constituait un animal unique; ce sont des Trématodes vivant en colonies. Les anneaux des Ténias ne sont donc pas de simples parties d'un tout organique indivisible, ce sont de véritables individus, des organismes automates ayant encore actuellement leurs analogues vivant à l'état solitaire. Ces anneaux ne sont pas du reste indissolublement unis les uns aux autres. Arrivés à maturité, ils se séparent spontanément et se meuvent souvent avec plus d'agilité que réunis en proglottis.

La structure interne des Cestoïdes est des plus simples : au-dessous d'une mince cuticule s'étend le système musculaire composé d'une légère couche de fibres transversales et longitudinales, d'une seconde couche interne de muscles longitudinaux, et enfin d'une couche de fibres annulaires. Les organes des sens font complètement défaut; il en est de même de l'appareil digestif; le liquide nourricier pénètre directement par endosmose dans le parenchyme du corps, à travers les téguments (Clauss).

Tout au contraire, l'appareil excréteur est fortement développé et représenté par des *vaisseaux aquifères :* ce sont habituellement quatre, parfois seulement deux, rarement six ou huit canaux longitudinaux, situés sur les côtés, communiquant dans chaque anneau par des anastomoses transverses. Ce système de vaisseaux montre une segmentation correspondant aux anneaux ; cette segmentation est encore plus accusée dans la disposition de l'appareil génésique, car chaque anneau est hermaphrodite (Clauss).

La vie coloniale, dit M. le professeur Perrier, a permis chez les Cestoïdes, une division du travail suivie de polymorphisme. Tout ruban complet de Ténia se compose de deux sortes : 1° Un individu asexuel, le *Scolex*, techniquement appelé tête, doué de la faculté de se reproduire par bourgeonnement et servant en même temps à fixer la colonie dans l'intestin de son hôte ; 2° les *Proglottis* ou *cucurbitains*, pourvus d'organes sexuels très développés, mais incapables de se reproduire par bourgeonnement. L'ensemble des Scolex et des Proglottis a été désigné par Van Beneden sous le nom de *Strobiles*.

Les Cestoïdes sont donc des colonies et des colonies linéaires; le Scolex ne donne naissance à de nouveaux individus qu'à l'une de ses extrémités; mais cette faculté n'est qu'un phénomène secondaire dû à des conditions particulières d'existence, une simple modification d'une faculté de reproduction plus générale (Perrier).

Les Ténias, comme toutes les autres espèces de Vers Cestoïdes, sont pourvus d'œufs très nombreux, petits et protégés par une coque cornée.

Ces œufs abandonnent, avec les Proglottis, le tube digestif de l'hôte où est contenu le Ténia; disséminés sur les plantes, dans l'eau, etc., ils passent avec les aliments dans le corps d'animaux herbivores ou omnivores. Une fois les enveloppes de l'œuf détruites par le suc gastrique, les embryons, uniques pour chaque œuf, courts, sans articulations, généralement pourvus de trois paires de crochets (embryons hexacanthes), percent les tuniques digestives et passent dans les vaisseaux par l'intermédiaire desquels, très probablement ils pénètrent dans les différents organes : foie, muscles, cerveau, etc.

A ce moment, les embryons perdent leurs crochets et sont enveloppés d'un kyste de substance conjonctive et se transforment en une vésicule à contenu liquide et à parois contractiles (Clauss); la vésicule constitue l'état hydatidique (1).

Sous cet état, le Cestoïde hydatidiforme peut produire de nouveaux individus, mais seulement par germination; on trouve en effet des hydatides à une ou plusieurs têtes. Ceux qui n'ont qu'une seule tête et pour lesquels on avait créé jadis une famille constituent le Cysticerque. Ces Cysticerques, bourgeons creux, montrent au fond une armature de tête de ténia avec des ventouses ou sa double couronne de crochets. Si ce bourgeon creux vient à se dérouler en dehors comme un doigt de gant, on voit la tête portée sur un long cou et portant même des traces d'anneaux.

Les Cysticerques à plusieurs têtes avaient été également partagés en deux genres. Les uns, à tête plus volumineuse, étaient les *Cœnures*. Les autres, à tête plus petite, sont désignés sous le nom d'*Echinocoques*. On admettait encore un autre genre formé, comme les précédents, d'une poche remplie de sérosités, mais complètement dépourvu de tête, c'étaient les *Acéphalocystes* de Laënnec.

Ces vésicules mères peuvent atteindre un développement considérable. Tant que la tête est adhérente, elle ne se trans-

(1) J'en ai un exemple dans ma collection.

forme jamais en vers rubané sexué, bien qu'elle puisse cependant atteindre, dans certains cas, une longueur considérable et présenter une sorte de segmentation. Il faut, pour devenir Ténia dans toute l'acceptation du mot : que la vésicule (Hydatide, Cœnure, Cysticerque ou Echinocoque) parvienne dans le tube digestif d'un autre animal.

Le transport a lieu passivement avec les aliments et particulièrement avec ceux composés de viande. Après l'absorption, la vésicule est dirigée dans l'estomac, et la tête, ou Scolex, devient libre ; protégée sans doute, dit Clauss, par les nombreuses concrétions calcaires qu'elle contient, contre l'action trop énergique des sucs gastriques, elle passe dans l'intestin grêle et se fixe à ses parois à l'aide de son armature ; puis, se segmentant insensiblement, elle se transforme en Ténia.

L'étude des principaux types va nous fournir d'autres particularités d'un haut intérêt.

Les Tæniadés.

Caractères. — Les Cestoïdes de cette famille, communément désignés sous le nom de *Ténias, Vers solitaires*, portent quatre ventouses au sommet du scolex. Chez le Ténia armé seulement, on trouve au milieu de ces quatre ventouses un *Rostellum*, espèce de cône, armé d'une couronne de crochets et pourvu de faisceaux de fibres musculaires servant à les mouvoir. Les proglottis sont toujours distincts et se détachent à l'époque de la maturité ; chacun d'eux contient des milliers d'œufs destinés à disséminer au loin l'espèce. Ces proglottis se distinguent facilement de ceux des Botriocéphales par une plus grande étroitesse et par l'ouverture sur les côtés de l'orifice génésique. Les embryons de tous les Ténias armés ont six crochets à leur sortie de l'œuf et débutent, comme nous l'avons établi dans les généralités, par un enkystement, sous forme de Cysticerques, de Cœnures ou d'Echinocoques.

Distribution géographique. — On trouve les *Ténias* dans les Mammifères, les Oiseaux, les Batraciens et les Poissons. Les Ténias divisés en *Ténias à crochets* et *sans crochets* semblent, à cause de cela même, se localiser dans telle ou telle catégorie d'animaux. Ceux à crochets paraissent être le partage des Mammifères carnivores ; au contraire, les Mammifères phytophages possèdent des Ténias sans crochets, à ventouses.

Du Ténia en général

Du Ténia. — On peut voir, dans ma collection, de superbes rubans de *ténias* arrangés avec beaucoup de soin et conservés soigneusement. Si cette exhibition démontre la sûreté de la médication vermifuge, dont le cadavre de *Ténia* est la preuve la plus sûre, elle démontre aussi qu'on absorbe trop souvent des aliments contaminés

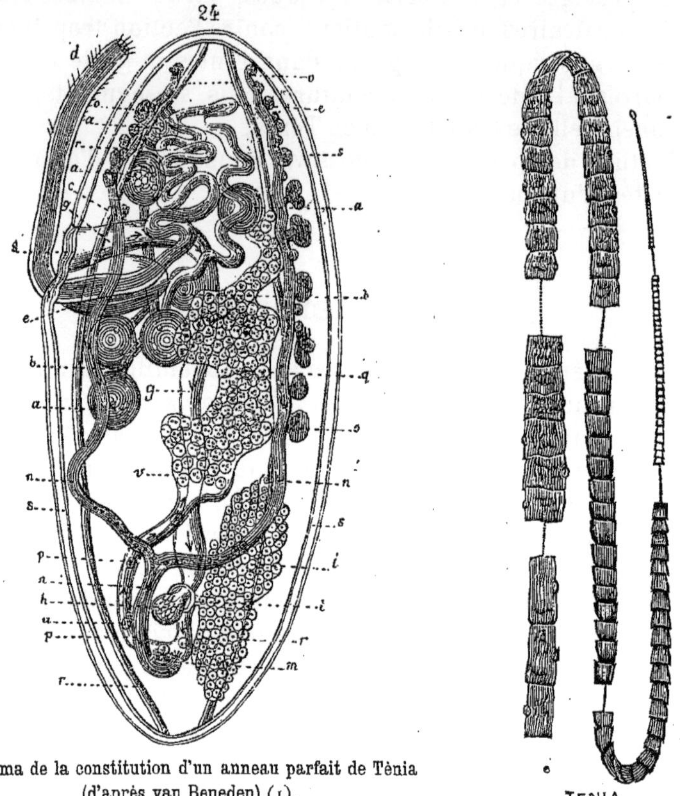

Schema de la constitution d'un anneau parfait de Tènia (d'aprés van Beneden) (1).

TENIA

(1) *aaa*, testicules sous forme de vésicules transparentes. — *bb*, canaux afférents. — *ccc*, canal déférent. — *d, e, f. ggg*, organes sexuels. — *h*, réservoir du liquide. — *i*, germigène rempli de vésicules germinatives. — *t, l*, germiducte. — *oo*, vitellogène. — *n*, vitelloducte. — *m*, confluent du vitelloducte dans la germiducte. — *p*, oviducte contenant des œufs. — *u, q*, organe rempli d'œufs, — *v*, et montrant le mode de formation des cœcums latéraux. — *rrr*, canaux longitudinaux regardés par van Beneden comme des appareils excréteurs urinaires. — *sss*, épaisseur de la peau.

Le *Ténia* a un corps déprimé, allongé, aplati, articulé, de couleur blanche généralement. Il offre communément de 6 à 7 mètres de longueur, j'en ai même obtenu un qui mesurait 128 mètres. Il se termine supérieurement par une partie rétrécie qu'on nomme le cou, et qui supporte la tête, laquelle constitue la partie la plus importante de l'animal. Si l'on examine celle-ci au microscope ou avec une forte loupe, on trouve qu'elle est un peu globuleuse ; elle offre quatre manchons arrondis, au centre desquels sont des ouvertures buccales. Au sommet, chez le *Ténia armé*, se trouve une éminence entourée d'une rangée de très petits crochets, à l'aide desquels l'animal se cramponne aux muqueuses intestinales. Cette définition a fait appeler cet animal le *Ténia armé.* Le cou se compose de petites articulations étroites et allongées qui s'élargissent de plus en plus en se rapprochant du corps, où elles ont de 6 à 7 milimètres de large et un peu plus en hauteur. Chacune de ces parties a presque la forme d'un petit grain de melon ; de là le nom des vers cucurbitains qu'on leur a donné lorsqu'ils se séparent. Sur leurs bords sont les orifices des organes sexuels. La partie inférieure est tronquée et se termine souvent *ex abrupto* ; celà vient de ce qu'un certain nombre d'anneaux se sont détachés du corps. Deux canaux grêles suivent le *Ténia* dans toute sa longueur. Ces animaux sont hermaphrodites et ovipares ; ordinairement, il n'y a qu'un seul *Ténia,* de là le nom de Ver solitaire qu'il a porté longtemps ; mais aujourd'hui il est prouvé qu'il peut en exister plusieurs chez le même individu, et simultanément avec certains autres vers. (1)

Chacun des anneaux du *Ténia* peut reproduire le *Ver* en entier, s'il est conservé dans un milieu favorable à son développement ; pour cela il ne faut pas qu'il ait été en contact de l'air qui le tue.

Toutefois, il est indispensable que la tête soit expulsée, sinon la reproduction du ruban est assurée.

Le Ténia se rencontre à tout âge, surtout de 15 à 35 ans. Nous en avons trouvé chez des enfants de 4 mois. A partir de l'âge de 3 ans, les cas de Ténia ne sont pas rares. On a vu des Ténias chez des centenaires, et moi-même j'en ai expulsé un chez un vieillard de 87 ans.

Les femmes sont plus sujettes au Ténia que les hommes. Sur 164 cas observés par *Pallas*, 90 appartiennent à des femmes et 74 à des hommes. A quoi cela tient-il ? Mes observations personnelles m'ont permis de constater que les femmes sont plus portées à manger de la viande que les hommes.

---

(1) J'ai obtenu 6 botriocéphales avec la même dose de mon Tœnifuge chez M. Flottron, voyageur de commerce, qui m'a autorisé à publier le fait. M. Flottron était, malgré cela, d'une santé florissante.

Plusieurs fois, j'ai constaté la présence de 2, 3, et 4 têtes de Ténia ; après une seule dose du même remède, j'en ai compté 8 chez un chien de 8 mois.

Le 6 février 1898, après une seule dose de mon remède, M. S... de Saint-Etienne évacuait **17 ténias** armés et chacun avec sa tête. Le fait, quoique paraissant surnaturel, est authentique et certifié légalement.

Il arrive rarement qu'on rende le Ténia par la bouche ; cependant chez une femme de 32 ans, j'ai obtenu ce résultat. Mme X..., rue de Champagne, avait une grosseur à l'épigastre. Le docteur D... lui conseilla d'entrer à l'hôpital, disant qu'il opérerait cette tumeur. Le lendemain, la malade fut prise d'une quinte de toux, elle cracha sur son mouchoir un morceau qui l'étonna : la voisine qui avait fait le *Ver solitaire* dit que c'était un anneau de ténia. En effet, elle lui fit prendre le **Tœnifuge Victor Treille** et la malade évacua par la bouche un plein saladier de Ténia. Plus de tumeur, plus d'opération. Le Ténia avait été renversé des intestins dans l'estomac. La boule qui ressemblait à une tumeur disparut après l'expulsion du ver et la malade ne s'en aperçut plus. J. Rodriguez parle d'un cas rapprochant : une femme avait rendu un ténia à la suite d'une quinte de toux. Senk confirme le fait par un cas analogue. Vallisneri et Dœveren citent des exemples semblables.

Le Ténia peut exister sans provoquer de souffrances, on voit en effet, des individus rendant, pendant plusieurs années, des anneaux de *Ver solitaire* et avoir une santé florissante ; malheureusement, il n'en est pas toujours ainsi. Le plus souvent il provoque des coliques intenses qui ne s'accompagnent pas toujours de diarrhée; beaucoup de malades ont des démengeaisons à l'anus, aux narines, il provoque principalement chez la femme, des accidents nerveux; maux de tête, bourdonnements, dans les oreilles, troubles de la vue, douleurs dans la région de l'estomac, de l'anémie. Chez les femmes, les règles sont irrégulières, les malades maigrissent, elles éprouvent de la faiblesse, de la lassitude, souvent elles sont obligées de cesser le travail. Tantôt l'appétit est diminué, mais le plus souvent le malade a toujours faim, de là, des troubles considérables de la digestion. Ces troubles sont des signes rationnels de la présence du *Ténia*. Si le malade observe ses déjections, il trouvera souvent des anneaux de *Ver solitaire*. Le *Ténia armé* se brise assez difficilement. La médecine était jusque-là bien peu armée pour combattre et détruire cet hôte dangereux, il n'était pas trop tôt que quelqu'un trouvât le remède. C'est une lacune que je suis fier d'avoir comblée en présentant le **Tœnifuge Victor Treille.**

Un médicament qui réussit bien est assurément la poudre de kousso d'Abyssinie, mais il faut que la plante soit *fraîchement* pulvérisée, ce qui devient impossible ailleurs qu'en Abyssinie. La poudre sèche ne réussit pas, elle brise le ver et la tête reste.

Souvent on rend le *Ténia* sous la forme d'un peloton plus ou moins gros ; ce paquet contient le Ver enveloppé dans des mucosités intestinales (1).

Malgré tous les renseignements que le malade peut prendre dans une causerie médicale, dans un Manuel de médecine, cela ne doit jamais le dispenser de consulter un médecin, qui est toujours le meilleur guide de la santé.

Ténia solitaire, Ténia armé.

(Ténia solium)

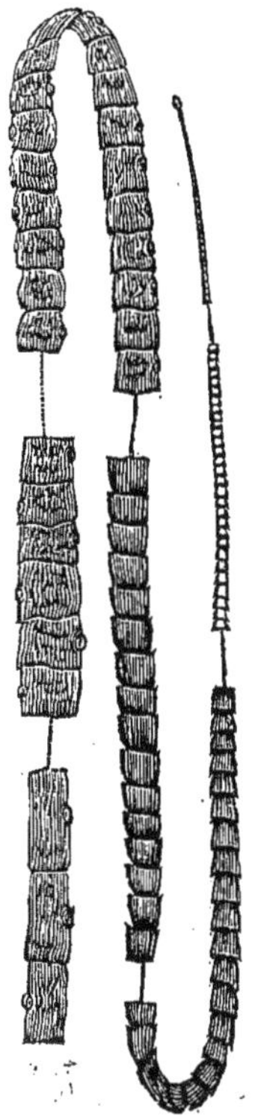

TENIA

Caractères. — Le *Ténia* de l'homme (*Ver solitaire*) mesure en moyenne de 6 à 30 mètres ; il peut atteindre 40 mètres d'après Dujardin; son scolex porte une couronne de crochets sur un cône appelé *rostellum ;* les proglottis, quadrangulaires, oblongs ou cunéiformes, contiennent un ovaire dentritique, aboutissant vers le milieu des bords.

Distribution géographique. — Ce *Ténia*, à l'état de ver rubané, habite l'intestin grêle de l'homme; on l'a observé dans toute l'Europe. Il existe aussi en Egypte, dans d'autres parties de l'Afrique, en Amérique et nos différentes colonies.

Mœurs, habitudes, régime. — On sait que le *Ténia* de l'homme commence son développement dans le porc et qu'il constitue chez cet animal la maladie connue sous le nom de Ladrerie, maladie due à des cysticerques désignés sous le nom de *Cysticercus cellulosæ*, connue depuis la plus haute antiquité, dit Van Beneden ; il y a même lieu de supposer que Moïse, en défendant l'usage du porc, connaissait le mode d'introduction du Ténia chez l'homme. Si l'homme tient le Ténia du porc ladre, en mangeant de sa chair criblée de cysticerques, celui-ci reçoit de l'homme ces cysticerques sous forme d'œufs qu'il prend dans les immondices dont il se repaît. C'est donc un cercle de reproduction constante et permanente.

(1) Il arrive très souvent que le ver est broyé par le remède et sort sous l'apparence de matières gluantes, blanches et épaisses.

Ce fait est démontré non seulement par la comparaison des crochets et du scolex de ces stoïdes examinés chez l'homme et chez le porc, mais encore par de nombreuses expériences réitérées toujours avec le même succès. On a sacrifié depuis une cinquantaine d'années bon nombre de cochons de lait et de porcs après leur avoir fait ingérer des proglottis de Ténia solium, pour y observer le développement de la ladrerie. Il s'écoule environ un mois et demi après l'ingestion de ces œufs chez le porc, jusqu'au moment où les cysticerques se trouvent développés dans les muscles. En dehors du porc, on aurait trouvé des cysticerques du Ténia solium chez quelques autres animaux, tels que les singes, les chiens, quelques ruminants, etc.

Pour acquérir une certitude absolue au sujet de la transformation des cysticerques du porc en Ténia solium chez l'homme, dans les conditions précitées, on pourrait faire ingérer, volontairement ou non, des viandes ladres et observer les résultats. Kûchenmeister, qui a si largement contribué à la connaissance de l'histoire naturelle des cestoïdes, eut l'idée de faire avaler à des condamnés à mort des cysticerques dissimulés dans une soupe ou des saucisses, afin de constater, à leur autopsie, la présence de cysticerques et le début de leur transformation. Un autre naturaliste trouva, moyennant une somme modique, un indigent qui consentit à avaler des cysticerques. Enfin, l'amour de la science détermina plusieurs zoologistes à se choisir eux-mêmes comme sujets d'expériences pour se familiariser, aussi complètement que possible, avec les cysticerques et les Ténias. Il faut, paraît-il, compter 3 mois à 3 mois et demi, à partir de l'introduction du cysticerque dans l'estomac jusqu'à l'expulsion du premier proglottis. Le Ténia vit 10 à 12 ans environ ; dans des conditions spécialement propices, il semble subsister plus longtemps encore. Une fois expulsé, un autre peut le remplacer.

C'est au milieu des muscles de la graisse du porc que se localisent de préférence les cysticerques : au milieu d'une vésicule à paroi délicate, logée dans un kyste, on voit une portion invaginée comme un doigt de gant, et qui, étant déroulée, forme un cou autour duquel on découvre une couronne de 22 à 26 crochets et 4 ventouses ; cette vésicule mesure 15 millimètres de long sur autant de large.

Les cysticerques du porc, ingérés par l'homme, ne se développent pas toujours en Vers rubanés ; il peut se faire qu'ils demeurent à l'état vésiculaire. Parfois aussi, un œuf, introduit dans l'estomac de l'homme par une cause quelconque, peut donner naissance à un embryon qui, au lieu de s'accrocher à sa paroi digestive, se fraye un passage à travers les tissus et se rend dans les divers organes de l'économie. C'est ainsi que la ladrerie peut, dans certains cas, se développer chez l'homme. On cite plusieurs cas où les cysticerques étaient principalement déposés dans les muscles. Ils se montrent alors sous la forme de petites capsules ovalaires, longues de 15 à 20 millimètres, de nature fibreuse. A l'ouverture, le cysticerque apparaît d'un blanc plus pur que sa capsule, ayant comme toujours la tête et le cou rentrés dans la vésicule hydatidique (Van Beneden).

La surface de l'hydatide est granulaire, l'orifice d'entrée de la partie ténioïde du ver apparaît sous la forme d'un petit ombilic, entouré d'une sorte d'auréole d'un blanc laiteux ; cette apparence de tache blanche a fait donner quelquefois au cysticerque le nom de *Albopunctatus*. Le tubercule est de la grosseur du grain de chenevis, quelques fibres musculaires s'insèrent d'une part à son pourtour ; d'autre part, sur la surface interne de la poche hydatidique, aux environs de l'orifice de sortie, à l'élargissement duquel elle contribuera, lorsque le ver devra allonger sa partie antérieure (Van Beneden).

L'influence exercée sur l'organisme, soit chez le porc par les cysticerques, soit chez l'homme par le *Ver rubané*, doit nous arrêter un instant et compléter ce qui a trait à un *Ver* si remarquable à plusieurs points de vue.

De la ladrerie chez le porc (grain). — Historique, phénomènes pathologiques. — La *ladrerie* est une maladie particulière aux porcs, caractérisée par le développement, dans le tissu cellulaire, de nombreuses vésicules qui ne sont autre chose que des cysticerques. La ladrerie est incurable, elle déprécie considérablement la valeur de l'animal infecté. Les vésicules de la ladrerie du porc, transportés dans les organes de la digestion chez l'homme se transforment en *Ténia*. Ma collection contient un spécimen très visible de ce cas.

Les anciens ont observé la ladrerie (1), sans parler de Moïse, qui, très probablement, comme on l'a déjà vu, en défendant l'usage de la viande de porc aux Hébreux, avait en vue cette maladie et cherchait à éviter l'introduction des cysticerques dans l'homme. Aristote en décrit les principaux phénomènes et parle des vésicules dont il ignorait cependant la véritable nature. Avant lui, des faits de ladrerie avaient été signalés par Aristophane. Oribose lui aussi, parle de la viande de porc ladre. Malpighi, le premier

(1) Voyez J.-M. Guardia. *La ladrerie du porc dans l'antiquité.* (*Ann. hyg.* 1865, et XXIII. p. 420.)

reconnut que les vésicules ladriques contenaient un ver; Hartmann et Otto Fabricus firent des observations semblables; toutefois, c'est aux travaux de Gœze que l'on doit la connaissance exacte de la nature de la ladrerie.

Les phénomènes de ladrerie varient suivant le nombre des cysticerques dont l'animal est affecté. Au début de la maladie, le porc est faible, languissant; mais quand les cysticerques sont très nombreux, il devient triste, insensible aux coups, les yeux sont ternes, la muqueuse buccale blafarde, quelquefois parsemée de taches violettes, la respiration ralentie, les soies se détachent facilement, la peau paraît plus épaisse, le tissu cellulaire se soulève par places, les extrémités s'infiltrent de sérosités. La ladrerie, lente et obscure dans sa marche, est toujours mortelle.

Les cysticerques développés à la base de la langue peuvent être reconnus par l'examen de cette partie : c'est en l'examinant que les experts dans les foires et marchés se prononcent sur le fait de son existence. Cette pratique, usitée au temps d'Aristophane et d'Aristote, l'est encore de nos jours. Les employés de l'administration chargés d'examiner les porcs sont connus sous le nom de langueyeurs.

La ladrerie paraît être moins commune aujourd'hui en France qu'autrefois où la vente des porcs, vu leur état de maladie, était également défendue par des ordonnances et des édits. La chair de porcs ladres n'est pas absolument impropre à la consommation. Néanmoins, il est prudent de la proscrire; dans tous les cas elle ne doit être employée qu'après avoir subi une longue cuisson.

La ladrerie est produite chez le porc par les œufs de Ténia que cet animal absorbe. Que l'on supprime le *Ver solitaire*, la ladrerie disparaîtra. De même, réciproquement, que l'on supprime les viandes infectées de ladrerie ou de cysticerques, il n'y aura plus crainte de prendre le *Ver solitaire*.

Il est regrettable que dans les campagnes le besoin de faire ses affaires soit une cause persistante de reproduction du Ténia.

En effet, les éleveurs de porcs trouvent là un certain bénéfice qui leur aide bien à boucler leur budget; mais il arrive trop souvent que dans le troupeau il se trouve un ou même deux porcs ladres; alors les paysans vendent les sujets propres et tuent pour leur compte les porcs malades et les mangent pour ne pas les perdre. C'est là la cause permanente de la reproduction du *Ver solitaire*.

Ténia inerme [1] T. à ventouses.

(Ténia inermis, Ténia médiocanellata, Ténia saginata)

Caractères. — Un second Ténia, qui réside également dans le corps humain porte le nom de *Ténia inerme;* il atteint de 4 à 30 mètres de long (2) et devient plus épais, plus fort et plus mobile que le précédent. On le distingue d'ailleurs aisément, car la tête du *Ténia inerme* n'est pas armée d'une couronne de crochets (rostellum) et ne porte que quatre ventouses mais très puissantes. Du reste, un seul article mûr permettrait de le reconnaître, car l'ovaire présente 20 à 25 ramifications latérales qui se suivent à intervalles très rapprochés. On distingue très bien le ténia armé du ténia inerme à la disposition des orifices génitaux. Chez le Ténia armé, les orifices latéraux des anneaux sont régulièrement alternés, tandis que chez le Ténia inerme ces orifices alternent très irrégulièrement.

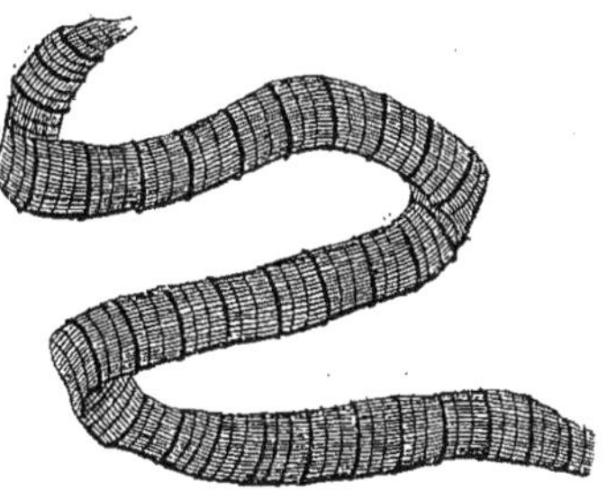

Ténia médiocanellata

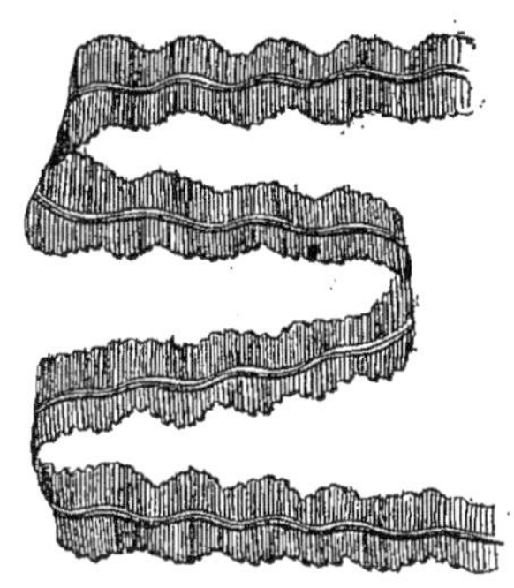

Ténia frangé

Distribution géographique. — Cette espèce paraît aussi répandue que la précédente. On savait, depuis longtemps, que les Abyssiniens sont fréquemment affectés d'un Ténia, par suite de l'habitude qu'ils ont de manger des viandes crues, ainsi que l'affirment les voyageurs anciens et modernes. Les Mahométans et les Européens qui se refusent à adopter cet usage demeurent indemnes; mais le Ver apparaît chez eux aussi dès qu'ils partagent la coutume des Abyssiniens. Or la viande que dévorent les Abyssiniens ne provient pas du porc, mais du mouton et du bœuf. Des observations médicales d'une source différente, établissent que des enfants, après avoir été nourris de viande de bœuf, ont été atteints de ce ver.

(1) Le ténia inerme ou à ventouses est appelé par certains auteurs : le ténia médiocanellata, par d'autres : ténia saginita.

(2) J'en ai obtenu un de 45 mètres.

Ce Ténia est commun en France, surtout dans les régions du Nord-Est.

Mœurs, habitudes, régime. — « Leuckart a émis l'hypothèse que le cysticerque du *Ténia inerme* habite dans les muscles du bœuf (1), et les expériences établies à ce sujet ont fourni la preuve de cette assertion. Il faut donc se méfier de la viande crue lorsqu'elle provient du bœuf autant que lorsqu'elle provient du porc. Il paraît fort rare de trouver des bœufs ou des veaux entièrement ladres; c'est là la principale raison pour laquelle l'état vésiculaire du *Ténia inerme* de l'homme a pu demeurer inaperçu jusqu'à ces dernières années. Le mode d'alimentation des ruminants les expose plus que d'autres animaux à engloutir des articles de Ténia tout entier avec les milliers d'œufs qui s'y trouvent inclus. Il faut y veiller d'autant plus. A Gratz, où j'ai vécu autrefois, le *Ténia inerme* est manifestement l'espèce la plus fréquente des *Vers solitaires;* on n'y mange pourtant presque pas de viande de porc sous forme de saucisses ou de saucissons, comme en Thuringe, mais j'y ai appris à connaître un mets qui favorise singulièrement l'ingestion des œufs de ce Ténia : c'est la viande de bœuf crue et hachée qu'on assaisonne simplement avec des herbes, du vinaigre et de l'huile. » (O. Schmidt)

Le *Ténia armé* nous est donc transmis par la viande de porc et le *Ténia inerme*, ou à ventouses, par la viande de bœuf.

Ténia nain.

Caractères. — Cette espèce ne paraît pas être connue à l'état de scolex. La tête est déprimée, plus ou moins filiforme, généralement invaginée, armée de crochets bifides et de quatre oscules arrondis, saillants ; le cou est rétréci. A partir du proglottis, le corps se renfle graduellement, les proglottis, très nombreux, sont beaucoup plus larges que longs et contiennent des œufs globuleux.

Distribution géographique. — Le Ténia nain a été trouvé en Egypte, dans l'intestin d'un jeune homme mort de méningite (Cauvet).

On ignore, dit Van Beneden, comment ce Ténia s'introduit dans le tube digestif de l'homme : « il est probable qu'il y pénètre avec la viande crue. »

---

(1) Le bœuf de Valfleury en est un exemple. M. Bouchery avait un bœuf qui, avec les matières fécales rendait fréquemment des tronçons de ruban du ver solitaire.

Ténia échinocoque.

Les Echinocoques sont connus depuis longtemps, il n'en est pas de même du Ténia, auquel il donne naissance et dont l'étude remonte à quelques années à peine.

Caractères. — Ces vers se distinguent des autres scolex de cestoïdes en ce que leur embryon, après la sortie de l'œuf, se produit dans une cavité close du corps ; ils n'ont plus un seul scolex avec sa couronne et ses ventouses, mais une ou plusieurs générations d'individus semblables à lui et consistant en une simple vésicule sans autre caractère distinctif. Cette vésicule, prise isolément, avait été appelée *Acéphalocyste* (Van Beneden).

Les Echinocoques sont parfois, sinon toujours, enveloppés d'une coque assez épaisse et résistante. A un certain moment, il se développe, dans l'intérieur de la vésicule et sur ses parois, des scolex avec une couronne de crochets et de ventouses ; les échinocoques se détachent de bonne heure et tombent au milieu du liquide, dans lequel ils restent suspendus.

Distribution géographique. — L'*Echinocoque* (état vésiculaire) se rencontre dans les divers organes de l'homme et des animaux domestiques, mais surtout dans le foie, la rate et les poumons.

Sous forme agrégée ou rubanée, il a été seulement observé dans les intestins du chien.

A cet état, le scolex possède un rostellum armé d'une double rangée de crochets, dont les uns sont plus grands et plus forts que les autres ; la tête est ovalaire, les ventouses sont situées dans la partie la plus large et elles sont circulaires. Les proglottis sont en très petit nombre ; devenus libres, ils sont aussi volumineux que le strobile tout entier. L'espèce, bien qu'adulte, est presque microscopique relativement aux autres ténias ; son strobile est à peine composé de quatre proglottis.

Mœurs, habitudes, régime. — A l'état adulte, le nombre des individus de ce ténia est considérable dans l'intestin du chien. « Il est impossible, dit Van Beneden, d'atteindre la muqueuse avec le manche du scapel sans en toucher plusieurs ; vu sa petitesse, la muqueuse intestinale semble recouverte de villosités. » Les *Echinocoques* de ce ténia se rencontrent dans la chèvre, le mouton, le bœuf ; ils ne sont pas rares dans le foie de porc. Sa présence dans les organes de ces animaux ne paraît pas entraîner d'accidents graves ; il n'en est pas de même pour l'homme.

Phénomènes pathologiques chez l'homme. — Au dire d'Eschricht, il règne en Irlande une épidémie grave, dont la sixième partie des habitants est atteinte et à laquelle on succombe généralement; elle porte le nom de *Maladie du foie*. « Nul doute, dit Van Beneden, que cette affreuse maladie ne soit la conséquence des Ténias, mais il s'agirait de savoir par quelle voie les œufs et les embryons de ceux-ci pénètrent dans le corps de l'homme après avoir été rejetés par des chiens. »

Suivant le docteur Lebert, les *Echinocoques* se rencontrent fréquemment dans les hôpitaux de Paris. Ces vers vivent souvent pendant longtemps sans déterminer d'accidents bien graves ; des colonies entières peuvent exister et périr sans avoir donné lieu au moindre phénomène morbide ; mais d'autres fois, ils peuvent simuler les maladies les plus graves du poumon, du foie, de la rate, du tissu cellulaire sous-cutané, etc. C'est dans le foie surtout qu'ils donnent lieu à de vastes abcès.

Le contenu des poches fait souvent irruption dans les canaux les plus divers de l'économie et est éliminé au dehors par les urines, l'expectoration (Van Beneden). Küchenmeister rapporte avoir vu un malade qui crachait des vésicules d'échinocoques.

Des exemples de faits semblables sont cités de temps en temps ; nous retrouvons dans nos notes de clinique, recueillies pendant notre internat, l'observation d'un homme de 45 ans, dont l'expectoration des vésicules d'échinocoques a duré pendant plusieurs mois. Chaque matin, le malade rendait, après une toux opiniâtre, de 7 à 8 capsules de la grosseur d'un haricot, de couleur nacrée et de consistance très résistante, comme dans d'autres cas connus, d'échinocoques expectorés. Notre malade se rétablit complètement, après avoir montré tous les symptômes d'une affection grave des poumons (De Rochebrune).

Nous terminons cette énumération en signalant une forme de vésicule contenant des échinocoques d'un caractère particulier et rare, observée par M. le professeur Charcot. Ces vésicules étaient portées par un long pédoncule. Lorsque les vésicules se développent à la surface d'un organe ou dans le tissu cellulaire sous-séreux, il peut se faire qu'elles repoussent la membrane séreuse, en se coiffant en quelque sorte de cette membrane, et ne restent en rapport avec leur point d'origine que par une portion plus ou moins allongée et amincie. C'est le cas cité plus haut du docteur Charcot, où les vésicules existaient en grand nombre sur la membrane péritonéale. Les pédicules de plusieurs d'entre elles avaient jusqu'à sept centimètres de longueur et n'étaient pas plus gros qu'un crin de cheval (Davaine).

Les Botriocéphalides.

CARACTÈRES. — Le corps des *Botriocéphalides*, très long, rubané, contient un grand nombre de proglottis. Le scolex est oblong, tétragone, ou truqué aux deux extrémités et pourvu de deux fossettes latérales étroites, allongées, sans crochets, le caractère distinctif et fondamental réside dans l'ouverture des orifices génésiques, sous le milieu inférieur des anneaux et non par côté.

DISTRIBUTION GÉOGRAPHIQUE. — Ces vers n'habitent presque tous que les poissons; ce n'est qu'exceptionnellement qu'on les rencontre dans les autres vertébrés et dans l'homme.

MŒURS, HABITUDES, RÉGIME. — Les œufs se développent plus généralement dans l'eau ; l'embryon s'échappe par une ouverture située au pôle supérieur de l'œuf fermé, par une sorte de couvercle; cet embryon est revêtu d'épithéliums vibratils, au moyen desquels il peut se mouvoir librement un certain temps dans l'eau. Plus tard, il se débarrasse de ses cils, et il est probable qu'à partir de ce moment il subit ces phases dans quelque animal aquatique, mais on ignore dans quel hôte se développe l'embryon hexacanthe et de quelle manière se passent ces diverses transformations.

Botriocéphale de l'homme.

CARACTÈRES. — Le Scolex de ce ver se caractérise par l'absence de ventouses et de crochets; il est oblong et porte de chaque côté une fente ou excavation longitudinale qui s'étend à peu près dans toute sa longueur; en dessus et en dessous, il est plat et même un peu déprimé vers le milieu. Le Botriocéphale de l'homme peut atteindre de 6 à 60 mètres de long; il est filiforme en avant, large en arrière; les premiers proglottis sont en forme de rides, les suivants courts, transverses, rectangulaires, les derniers oblongs. Il est d'une couleur jaunâtre, avec le milieu des derniers segments plus ou moins bruns.

DISTRIBUTION GÉOGRAPHIQUE. — Le domaine géographique du *Botriocéphale*, dit Leuckart, est bien moins étendu que celui du Ténia solium. On ne l'a encore jamais observé d'une manière certaine en dehors de l'Europe; et, dans l'Europe, certaines régions ont seules le privilège de le posséder. Il faut citer, en tête de ces localités, les cantons de la Suisse occidentale et les districts français avoisinants; à Genève, le quart de la population serait affecté de ce parasite. Ajoutons à cette liste les provinces du nord et du nord-ouest de la Russie, la Suède et la Pologne.

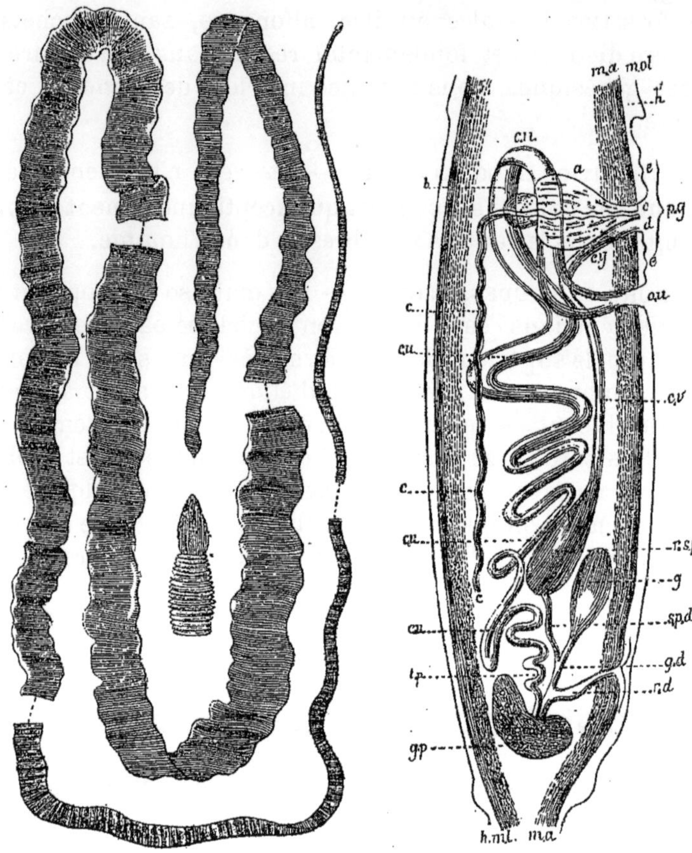

Botriocèphale de l'homme, grandeur moyenne naturelle.

Coupe schèmatique antèro-postèrieure d'un segment de Botriocèphale large, grossie (1).

(1) *bb*, cuticule. — *m*, *l*, couche musculaire à fibres longitudinales. — *m*, *a*, couche musculaire à fibres annulaires. — *e*, papilles cutanées disposées en séries circulaires autour du pore génital. — *pg*, *a*, sac ou cirre. — *l*, portion musculeuse du canal déférent. — *e*, canal déférent. — *d*, orifice du canal. — *r*, *sp*, réservoir ou renflement qui termine le canal. — *spd*, spermiducte ou canal conducteur. — *g*, germigène ou glande protectrice des germes. — *gd*, germiducte ou canal conducteur des germes. — *rd*, vitelloducte ou canal conducteur des granules vitellins. — *gp*, glande pelotonnée. — *t*,*p*, tube pelotonné. — *c*,*u*, canal. — *o*,*u*, orifice,

En Hollande et en Belgique, on aurait également rencontré ce Botriocéphale; mais, en somme, il y parait beaucoup moins fréquent que dans les pays précités. On le trouve enfin dans certains districts de l'Allemagne, notamment dans la Prusse orientale et dans la Poméranie.

« Depuis longtemps déjà, on avait remarqué que ce parasite apparaissait dans les régions où l'eau abonde. Ces contrées sont, en effet, tantôt des landes du littoral, comme les provinces baltiques et les bords des golfes de Finlande et de Bothnie, tantôt les vallées où s'étendent des lacs ou des fleuves considérables ; on conçoit qu'on ait essayé de rattacher à ces circonstances la présence des Botriocéphales. Le poisson fournirait l'aliment indispensable ou tout au moins le plus propice au développement de ce parasite. On n'hésite pas à nommer les poissons inculpés et l'on accuse précisément les plus savoureux (les Saumons, la Féra et les Truites) de servir à l'importation des germes de Botriocéphales. Il n'est pourtant pas certain encore que cette hypothèse soit exacte. » (O. Schmidt.)

Mœurs, habitudes, régime. — Malheureusement, on ne connaît encore qu'un fragment de l'histoire de l'évolution de ce Cestoïde. Les œufs ne se développent qu'après avoir séjourné dans l'eau pendant plus d'un mois ; à travers la coque, on distingue l'embryon hexacanthe tel que nous l'avons décrit. Mais, au moment de l'éclosion, la larve qui soulève une sorte d'opercule, au lieu d'être nue, est revêtue de longs cils vibratils, elle se remue lentement dans l'eau pendant cinq ou six jours et se dépouille ensuite de son revêtement ciliaire. Nous n'avons pas à parler d'évolution ultérieure de ces larves, car les savants sont fort loin de s'accorder entre eux sur ce point. Dans l'intestin de l'homme, le Botriocéphale peut subsister vingt ans ; en général, il y demeure moins longtemps. Il est moins solidement fixé que certains ténias et peut être expulsé plus facilement (O. Schmidt).

Botriocéphale cordé

Caractères. — Ce ver est beaucoup plus petit que le précédent ; sa tête est courte, large, cordiforme, aplatie ; les fossettes de chacun de ses bords ne se rejoignent pas en avant comme dans le Botriocéphale large. Le corps s'élargit rapidement en arrière et, dès leur origine, les segments qui le composent sont visibles à l'œil nu (Leuckart).

OBSERVATIONS — ANOMALIES

M. Laboulbène a rencontré chez un américain un *Ténia inerme* présentant une *coloration ardoisée*. Deux faits semblables avaient été observés par M. Libermann. La femme du malade de M. Laboulbène affirmait que souvent les négresses rendaient des vers noirs.

M. Leroy de Méricourt, chirurgien de marine, a été consulté à ce sujet, et il a déclaré que ni lui ni ses collègues de la marine n'avaient vu le *Ténia coloré*.

Malgré ces déclarations j'abonde dans le sens de M. Laboulbène et pour convaincre ceux qui auraient encore du doute, je tiens à leur disposition un *Ténia ardoisé*, mesurant huit mètres de long, extrait d'un jeune enfant de trois ans, habitant Le Chambon-Feugerolles.

Il est en collection sous le numéro 128.

M. Colin, professeur au Val-de-Grâce, a aussi signalé une forme anormale rencontrée par lui, en 1862, chez un soldat qui avait fait la campagne de Syrie. Ce Ténia armé présentait *une perforation des anneaux*; dans ce ver, une partie des intestins sont, dans une certaine longueur, percés à jour, et chacun d'eux a la forme d'un cadre à bords très étroits.

M. Colin parle aussi d'un *Ténia fenestrata*, ainsi dénommé par lui, puisqu'il en revendique la découverte. Je l'ai également obtenu, à Saint-Etienne, d'une femme de vingt-deux ans, habitant rue de la Montat; il est dans ma collection sous le n° 117.

Nous avons vu plus haut comment se produit cette perforation. M. Davaine explique ainsi la chose : certains proglottis, arrivés à la maturité, ne se détachent pas du strobile, subissent une pression intérieure occasionnée par le développement des œufs, la matrice se déchire et l'ouverture reste quelquefois à peine voilée par un semblant de membrane plus ou moins transparente.

Dans le Ténia fenestrata, cette perforation n'existe pas précisément ; un reflet bleuâtre indique une cloison rayonnée; dans le Ténia ardoisé, il y a perforation complète, comme si on avait enlevé le point central avec un emporte-pièce.

Masars de Cazelès avait déjà signalé le Ténia fenestré de Colin, en 1870 (1).

Un autre phénomène qui, cependant, demanderait de faire la preuve, c'est le Ténia d'un officier revenant du Sénégal en 1898, et présentant un anneau de *Ténia de 15 centimètres de long à lui seul;* toutefois, la preuve commencerait à se faire, car notre savant compatriote, M. Favarcq peut en présenter un qui mesure trente centimètres, et l'on peut s'en rapporter à cet éminent naturaliste.

M. Fritz, de l'Isle-Adam, a eu l'occasion de rencontrer un Ténia noir chez un tuberculeux.

Ce malade était atteint d'une diarrhée incoercible que rien n'avait pu vaincre : il avait absorbé de fortes quantités de sels de bismuth.

La présence du Ténia constatée, on administra au patient une dose de pelletiérine qui provoqua l'expulsion d'un ver parfaitement noir. – Cette coloration était due au sulfure de bismuth. — Au bout d'un certain temps d'ailleurs, le Ténia revint à sa couleur normale, la tête étant restée, le ver s'était reproduit.

Comment les cestoïdes se trouvent-ils chez l'homme?

Pour les Ténias, la science est précise, mais un doute plane encore à l'égard des Botriocéphales.

La présence du Ténia n'est pas due à l'hérédité. M. Davaine a prouvé, par ces nombreuses expériences, que l'existence du Ténia était due à l'absorption d'œufs ou de larves, il a démontré la même chose à propos des lombrics.

Le raisonnement de M. Davaine est logique, et l'on remarque, en effet, que le Ténia est beaucoup moins fréquent dans les villes où l'eau est purifiée par la filtration, la canalisation et l'écoulement constant que dans les plaines des campagnes où l'eau séjourne et croupit dans des mares ou citernes (2). D'autre

(1) Tous ces ténias doivent être classés dans les botriocéphaloïdes, attendu que les organes génésiques se trouvent au milieu de la paroi de l'anneau et non sur les bords comme dans les ténias armés ou à ventouses.

(2) L'on trouve souvent des vers dans les poissons qui recherchent les eaux vaseuses, la tanche y est très sujette, le brochet un peu moins.

Le Ténia survit dans un poisson cuit. On apporta, dit Rosey, une brême cuite qu'on nous servit sur table; les sept invités et moi, constatèrent l'existence d'un

part, dans les campagnes, la viande ladre du porc, infesté du Ténia n'est pas inspectée comme en ville, et la consommation s'en fait souvent sans défiance ; de là, la contagion si grande dans certains pays, tels que l'Afrique en général, l'Italie, l'Autriche et l'Allemagne.

L'homme ne contracte pas le Ténia qu'à l'état vésiculaire : il peut l'absorber à l'état d'œufs. Une transformation se produit et le ver, après son éclosion de la vésicule, reste dans les intestins et s'y développe.

Rosen, Andry et Coulet ont déclaré que la cuisson de la viande ne suffit pas pour détruire la vitalité du ver dans l'œuf. Si donc, la viande communique le *Ténia* par transmission, à plus forte raison le recevra-t-on directement des légumes qui sont arrosés ou amendés avec des détritus animaux où survivent les œufs du Ténia échappés par les selles, la cuisson étant impuissante à empêcher l'infection.

Une fois absorbé, l'œuf se transforme en *kyste* et devient *cysticerque* ou *cénure échinocoque*. Un kyste ne contient qu'un embryon de *Ténia*, mais les kystes peuvent être multiples ; de là, la pluralité des vers chez le même individu.

---

ténia vivant. Il paraît que les ténias de la tanche et du brochet ne vivent pas dans le corps de l'homme, mais ce dire est à contrôler.

En 1885, j'eus l'occasion de voir un pigeon vivant dont un anneau de Ténia s'échappait par l'anus, j'achetai l'oiseau et en fis l'autopsie. Le ténia extrait mesure 25 centimètres. J'ai même délivré du Ténia 12 pigeons voyageurs appartenant à M. Durand, de Saint-Etienne.

Fox prétend qu'on tue promptement les vers en faisant tremper les viandes qui en sont infectées longtemps dans l'eau salée. C'est fort douteux, car l'eau salée favorise au contraire le développement des cysticerques.

J'ai trouvé un Ténia dans le poulet, dans l'oie, le canard, la pintade, le lapin, le rat, etc. Buffon les signale de même.

La jeune fille au serpent.

Les médecins de l'hôpital d'Utica (New-York) vont faire une opération des plus étranges : il s'agit d'extraire de l'estomac d'une jeune fille de Herkimer, un serpent vivant. Cette jeune fille, âgée de 25 ans, sentait qu'elle avait dans l'estomac, depuis six ou sept ans, un être vivant et, jusqu'à ces derniers temps, on croyait que c'était le ver solitaire.

Il y a trois semaines, les souffrances de la jeune fille ont redoublé et elle est allée consulter un médecin d'Utica. Celui-ci a examiné la malade avec un soin tout spécial et, d'après son diagnostic, il a déclaré qu'elle avait dans l'estomac un serpent vivant, et qu'une opération était nécessaire pour l'extraire. La jeune fille a refusé de se soumettre à l'opération et est retournée au village de Herkimer, mais les souffrances n'ont cessé d'augmenter depuis lors et, aujourd'hui, elle vient d'entrer à l'hôpital d'Utica pour subir l'opération.

Le médecin d'Utica aurait dit que le serpent avait déjà de deux à trois pieds de long et avait la grosseur d'un manche à balai. On peut le sentir en appuyant la main sur l'estomac de la jeune fille.

Comment le reptile a-t-il pu s'introduire dans l'estomac ? C'est un mystère. On est porté à croire que la jeune fille a bu de l'eau croupissante à la campagne et qu'elle a avalé un jeune serpent.....!!?? (Extrait de la Presse)

Les herbivores ont le privilège d'héberger l'helminthe dans leurs tissus et de le conserver ainsi à l'état embryonnaire : si un carnivore absorbe ces chairs porteurs de kystes, on est d'autant plus exposé à l'invasion, malgré toutes les précautions que l'on prend en ne mangeant pas de la viande crue ou enkystée.

En effet, aussitôt que la partie contaminée de l'herbivore arrive dans l'estomac du carnivore, la digestion s'opère; le *cysticerque* se développe et se fixe aux parois de l'intestin grêle; c'est alors qu'en trois mois il peut atteindre plusieurs mètres de longueur.

C'est ainsi que le bœuf et le lapin peuvent transmettre le *Ténia*. Les porcs le produisent plus rapidement; car, herbivores par nature et absorbant des déjections humaines, ils transmettent rapidement le parasite, surtout quand ils sont mangés crus, à l'état de salé ou de fumé.

Les porcs qui ont le Ténia à l'état de cysticerque sont appelés *porcs ladres*. La viande du porc ladre donne le plus souvent le *Ténia armé*. Suivant Van Beneden, le *cysticerque ladrique* produit chez l'homme un *Ténia armé* avec autant de certitude qu'une semence de carotte donne une carotte dans un terrain convenable.

Dans l'Allemagne, la Thuringe, en Egypte, en Abyssinie, le *Ténia* est très fréquent parce que la ladrerie du porc est très commune dans tous ces pays, et la contagion est encore favorisée par l'habitude qu'ont ces peuples de manger beaucoup de porc cru.

J'ai su, par un officier revenant de Tunisie en 1884, que sur 60 de ses collègues, 40 étaient revenus avec le *Ténia*. J'en ai guéri une partie.

La ladrerie du porc n'est pas non plus héréditaire ; elle est la conséquence de la contagion par voie d'absorption. Ce fait est prouvé par Küchenmeister, Hambner, Leuckart et Van Beneden.

Humbert, de Genève, a voulu contrôler les expériences de ces éminents spécialistes ; il a isolé des cysticerques de porcs ladres, il les a administrés à des condamnés à mort, à d'autres personnes, à des chiens, *toujours il a obtenu des Ténias armés.*

On a prétendu qu'en Abyssinie on ne mangeait que du bœuf, que le juifs ne mangeaient jamais du porc et que, cependant, les uns et les autres étaient susceptibles du Ténia.

Avouons que cette catégorie de malades est moins souvent atteinte du Ténia armé, mais aussi sujette que les autres au Ténia inerme.

Leuckart en 1861, Monier en 1863, Cobolds et Simons en 1864, M. Saint-Cyr en 1874, ont fait absorber des œufs de Ténia armé à des veaux, et, à l'autopsie, ils ont trouvé le tissu musculaire farci de cysticerques nombreux de Ténia inerme. Leur présence était donc naturelle. Plusieurs fois, j'ai absorbé moi-même, avec intention, des grains de porc ladre, et je n'ai jamais eu de ténia armé ni inerme.

Mais le bœuf étant moins sordide que le porc, il sera moins susceptible de transmettre le Ténia, surtout le Ténia armé. Le veau est très rarement atteint, attendu qu'il n'est nourri encore que par des substances laiteuses ou non herbacées.

Les bœufs ladres sont très fréquents en Hongrie, en Abyssinie et dans la Haute-Egypte.

Les Abyssiniens sont très sujets au Ténia inerme à raison de leur préférence pour le *Troundou*, viande de bœuf crue et encore palpitante.

En 1841, le docteur Waisse, de Saint-Pétersbourg, eut l'idée de combattre l'épidémie diarrhéique chez les enfants en leur faisant absorber de la viande crue hachée et même pilée. Ce moyen ayant réussi, le remède fut à la mode. Depuis, les cas de Ténia devinrent de plus en plus nombreux.

Ces faits ont été contrôlés par des médecins français : Trousseau, Jobert, Delpech, Dubreuil, Hardy, Chauffard, Archambauld, Roger, Dumas ; par les docteurs Lévi, de Venise ; Bronn et Sicbolds, en Angleterre ; Grilli, à Florence, etc.

Ainsi, on ne s'étonnera donc pas de voir des enfants à la mamelle être atteints du Ténia, quand ces enfants ont supporté un traitement antiépidémique comme celui du docteur Waisse, ou même un traitement antirachitique ou antianémique.

D'après M. Perroncito, savant professeur italien, la trichine est tuée par une température de 40 à 50°, mais le Ténia résiste à une température même de 135°.

MM. Laboulbène et Constantin (Paul) affirment que l'on rencontre vingt Ténias inermes pour un cas de Ténia armé. Cela est dû en majeure partie à la tendance qu'ont les médecins à assujettir leurs malades à la viande crue et à la viande saignante ou légèrement passée au feu, car si l'extérieur d'un filet subit une température de 100°, le milieu supporte à peine 50 à 70°. Ces températures ne sont pas suffisantes pour détruire le cysticerque.

Le docteur Béranger Féraud estime qu'il existe en moyenne 86 000 Ténias par an en France (1).

---

(1) *Le Ténia dans les œufs!* Extrait du *Petit Marseillais*, par Félix Laurent, 11 octobre 1900.

A Montmorillon, il a été trouvé dans deux œufs deux vers longs, l'un de 7, l'autre de 12 centimètres. Le premier était plat, le second était rond, sans tête. Le pharmacien de l'endroit aurait photographié les deux phénomènes.

Il est, en effet, dans les campagnes, une légende qui donnerait une certaine vraisemblance aux deux faits publiés par M. F. Laurent. Les paysans trouvent par-

DEUXIÈME PARTIE

LES VERS RONDS

(Némathelminthes)

Caractères. — La grande classe des vers ronds se compose d'animaux cylindriques, filiformes, fréquemment annelés, munis de papilles ou d'aiguillons à leur extrémité antérieure, à sexes séparés (Clauss).

Le corps de ces *némathelminthes* est plus ou moins allongé, souvent filiforme, atténué en général aux deux extrémités; les membres font constamment défaut, même à l'état rudimentaire; parfois on observe de petites ventouses abdominales. Il existe une couche musculaire puissante permettant au corps de se détourner en tout sens.

fois, dans les récoltes de fumier, un œuf de la grosseur des œufs de pillotte; en cassant cet œuf, ils disent y voir un serpent. Cet œuf, serait, d'après la tradition, pondu par le coq.

Comment ces vers se trouvent-ils dans les œufs? M. Félix Laurent donne l'explication suivante :

« Ces vers proviennent de la poule. Ils font partie de la nombreuse tribu des parasites entozoaires qui peuvent vivre dans les intestins des gallinacés. Ces vers se trouvent en contact avec l'œuf au moment de sa croissance et la coquille les a emprisonnés en se formant autour de l'œuf prêt à être pondu.

On objectera que les intestins des poules ne renferment pas des vers de 12 centimètres de longueur; il est possible, mais il est possible aussi que l'embryon du ver ait trouvé dans l'œuf les éléments suffisants à son développement dans la coquille avant ou après la formation de celle-ci. »

Heureusement les poules de Montmorillon sont rares, et peut-être y élève-t-on aussi des canards.

Quant à trouver des vers plats dans les poulets, le fait n'est pas rare. J'en ai un spécimen dans ma collection, mais le ver long de 6 centimètres m'a été livré tronqué, je n'ai donc pas pu le caractériser définitivement. Toutefois, j'ai eu en main le poulet et le ver adhérent aux intestins; la ménagère surprise à l'ouverture de son chapon avait arrêté son opération, à la vue de ce parasite inaccoutumé.

Les porcs et les chiens sont très sujets au Ténia : or, les déjections sont emmenées dans les prés ou les champs pour les engrais agricoles.

Les œufs du Ténia ne sont pas altérés par la sécheresse ni par l'humidité.

Les vaches paissant dans la prairie ou buvant dans la mare au-dessous du pré sont exposées à absorber ces œufs et peuvent par là être infectées du Ténia, et ce fait a été constaté de mon temps chez un bœuf de M. X..., fermier à Valfleury, montagne du Lyonnais.

Les Némathelminthes ne possèdent pas de système circulatoire ni respiratoire, mais ils sont pourvus d'un système nerveux.

Cette classe d'helminthes comprend *les ascarides lombricoïdes, les oxyures vermiculaires, l'ankylostome duodénal, l'anguillule intestinale et stercorale.*

Les Nématodes

Caractères. — Nous ne pouvons suivre un meilleur guide que Clauss pour l'ensemble des caractères généraux des Nématodes.

Le corps des vers de cette division, cylindrique, allongé, est armé, dans la plupart des cas, à la région antérieure, de papilles, régnant autour de la bouche, ou de piquants et de crochets, souvent d'un aiguillon dans l'intérieur même de la cavité buccale. Cette cavité, placée à la partie antérieure du corps, aboutit à un œsophage droit, constitué par un tube également droit, chitineux, entouré de fibres musculaires rayonnantes ou quelquefois longitudinales à la périphérie; tube dilaté fréquemment en un tube musculaire faisant fonction du pharynx. D'après Clauss, l'œsophage est un organe éminemment suceur, qui, par son élargissement d'arrière en avant, aspire les liquides et les entraîne dans le canal digestif.

Ce canal est large, à parois cellulaires, terminé par un anus s'ouvrant sur la face centrale, à peu de distance de l'extrémité postérieure. Des organes d'excrétion s'observent chez tous les types, excepté chez les Gordius : ils sont analogues aux vaisseaux aquifères.

Ces vaisseaux consistent en deux bandes longitudinales, sans traces de muscles, disposés sur les côtés du corps : ces lignes latérales sont composées d'une substance finement granuleuse parsemée de noyaux ou bien de véritables bandes circulaires.

D'après Schneider, il existe chez les Nématodes, un anneau ou collier nerveux, rattaché par des anneaux de communication à un gros ganglion ventral et à deux petits ganglions latéraux : de ces centres, partent un certain nombre de nerfs qui se rendent aux organes, sans jamais paraître à découvert dans la cavité générale.

On a vu que les Nématodes étaient des animaux à sexes séparés : les mâles se distinguent des femelles par une taille plus petite et par l'extrémité postérieure du corps généralement recourbée. Chez la femelle, l'orifice génital est placé au-devant du corps, sur la ligne médiane du ventre.

Parmi les Nématodes, les uns sont ovipares et les autres vivipares. Nous verrons cette différence de reproduction à l'article de chaque individu qui nous intéresse.

Mœurs, habitudes, régime. — La plupart des Nématodes vivent pendant leur jeune âge dans un autre milieu qu'à l'état adulte.

Les uns se localisent dans les organes parenchymateux, libres ou enkystés dans une capsule de tissu conjonctif, les autres dans le tube digestif.

Nous verrons plus loin comment se produisent les phénomènes évolutifs.

Action des nématodes parasites sur l'organisme. — L'existence de ces animaux dans le corps des animaux produit toujours des désordres plus ou moins sensibles ; il en est qui produisent des ravages considérables. Nous insisterons sur les espèces les plus dangereuses et nous indiquerons la part que les médecins doivent prendre dans le traitement des maux qu'ils entraînent. Une infinité de remèdes ont été préconisés contre ces parasites dangereux, et chaque intéressé doit s'en rapporter aux hommes d'expérience, afin d'éviter du temps et de l'argent perdus, et surtout des accidents souvent mortels.

Les Ascaridiens

(Ascarides lombricoïdes)

Caractères. — La famille des ascaridiens comprend les vers cylindriques, uniformes, plus ou moins allongés, rappelant par leur aspect le ver de terre, la tête est munie de trois valves distinctes, convexes ou semiglobuleuses, dont une supérieure et deux latérales, fendues intérieurement et correspondant aux trois angles saillants ou aux trois gouttières du canal œsophagien triquêtre. La bouche correspond au centre de ces valves. Le mâle, toujours plus petit, a la partie postérieure plus ou moins enroulée, souvent munie à la face ventrale de deux ailes membraneuses latérales et de deux rangées de tubercules et papilles ; plus rarement une ventouse se trouve en avant de l'anus :

la queue est plus courte et plus obtuse que celle de la femelle; les mâles portent deux spicules de dimensions variables, arqués et cornés, revêtus chacun d'une gaine membraneuse, ou accompagnés en arrière par une pièce accessoire en forme de lame aiguë.

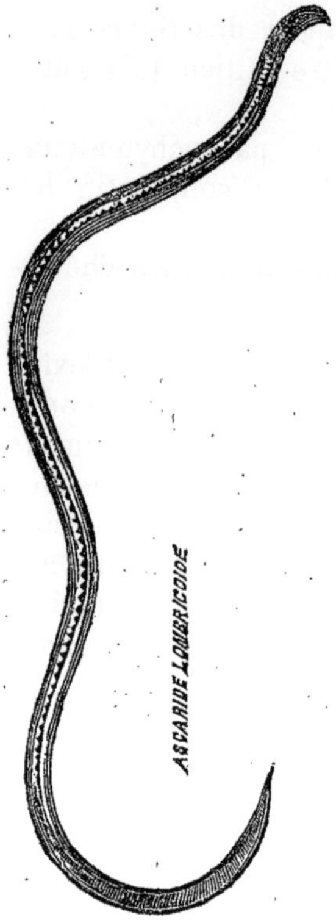

Les femelles sont de beaucoup plus longues que les mâles; elles peuvent atteindre jusqu'à 0,40 et plus de longueur et le mâle ne dépasse jamais 15 centimètres.

Les œufs sont elliptiques ou globuleux, à coque lisse pointillée ou ciselée; ils éclosent parfois dans le ventre de la mère qui paraît vivipare. C'est ce que l'on remarque parfois après l'évacuation de ces vers : il semble sortir de l'orifice génésique des filaments ascaridiformes. Ce sont en effet de jeunes lombrics qui sont éclos dans le corps de la mère et qui sortent après la mort de celle-ci et morts eux-mêmes, en quelque sorte asphyxiés au passage.

Mœurs, habitudes, régime. — Les Ascaridiens se trouvent plus particulièrement dans les intestins de vertèbrés de différentes classes.

Caractères. — Le corps de cet ascaride est blanc ou rougeâtre pâle, cylindrique et aminci aux deux extrémités; le mâle a la queue un peu déprimée ou courbée, les spicules sont aplatis, presque droits et contenus dans une gaine fibreuse contractile.

Chez la femelle, l'utérus, d'abord souple, puis divisé en deux branches, dirigées parallèlement en arrière et se continuant chacune en un long oviducte, les ovaires forment une masse pelotonnée; les œufs sont à coque mince et lisse.

Les œufs d'*ascarides lombricoïdes*, dont la coque est lisse, entourée d'une couche molle et gélatiniforme, sont évacués sans avoir subi aucune segmentation. Ils ne peuvent donc éclore dans l'intestin où ils ont été pondus par la femelle du ver. Les observations qui ont été faites montrent que la segmentation totale et la formation de l'embryon ont lieu trente ou quarante jours après l'éclosion, dans des conditions convenables de température, et qu'elles peuvent être retardées pendant cinq années si la température est basse.

Lorsque l'œuf est ingéré, l'embryon quitte la coque, soit dans l'estomac, soit plutôt dans l'intestin grêle, le suc gastrique ramollissant la coque de l'œuf sans la dissoudre.

En sortant de l'œuf, l'embryon passe à l'état larvaire; les dimensions des larves varient entre deux millimètres 75 et 13 millimètres; elles sont filiformes: elles portent, à l'extrémité céphalique, trois saillies valvulaires, noduleuses, disposées en feuilles de trèfle; l'extrémité caudale est longuement tronquée en dessous à partir de l'orifice anal; il n'y a pas d'organes génitaux apparents. M. Laboulbène et d'autres observateurs ont eu l'occasion de rencontrer des larves d'ascarides; si l'on n'en a pas plus souvent constaté la présence, cela tient à ce que le passage à l'état adulte s'opère rapidement.

En définitif, M. Laboulbène n'admet pas, comme quelques auteurs l'ont prétendu, que l'état larvaire des ascarides de l'homme ne passe dans un autre animal. Il est incontestable, à ses yeux, qu'un œuf mûr d'ascarides, absorbé par l'homme, peut subir chez cet hôte toutes ses transformations successives: état embryonnaire, état larvaire, état adulte.

Quant à la question de savoir comment se fait l'absorption des œufs, l'explication est très facile. Les œufs sortis avec les matières alvines sont déposés sur la terre et entraînés par les pluies dans les ruisseaux ou dans les mares, dont l'eau contribue alors à infecter ceux qui la boivent ou qui mangent les plantes alimentaires arrosées avec elle (1). Il est essentiel de filtrer l'eau pour se mettre à l'abri des ascarides; dans les villes où l'on a l'habitude de boire de l'eau filtrée, l'ascaride est plus rare que dans les campagnes.

Le mâle atteint une longueur de 10 à 15 centimètres; la taille de la femelle dépasse souvent 25 et même 42 centimètres.

MŒURS, HABITUDES, RÉGIME. — L'espèce qui nous occupe est l'une des plus fréquentes chez la femme et surtout chez les enfants; bien que ces vers se trouvent généralement isolés ou en petit nombre, il n'est pas rare de les rencontrer réunis par centaines et plus: Brehar dit jusqu'à 1.000 et 2.000 dans la même personne. Leur résidence habituelle est l'intestin grêle, d'où ils pénètrent parfois dans l'estomac; on en a trouvé des petits jusque dans le foie. Dans certaines circonstances, ils ont pu pénétrer, en perforant les parois de l'intestin, dans la vessie et dans d'autres organes; on a vu souvent des enfants et des grandes

(1) Il en est des Ascarides comme du Ténia.

personnes en rendre par la bouche ; on n'a pu résoudre complètement la façon de savoir comment l'homme peut être infecté de ce ver.

Les œufs qui parviennent à l'air libre avec l'animal lui-même possèdent une grande résistance à l'influence des agents atmosphériques et des liquides de toute espèce. Ils se développent aussi bien dans l'eau que dans la terre humide et paraissent pénétrer dans l'intestin de l'homme sous la forme d'un petit être long de un demi-millimètre à peine.

Leuckart, en traitant de l'émigration des ascarides non enveloppés dans leur coque, s'exprime de la manière suivante :

« En raison de la fréquence très grande des ascarides et de la fécondité énorme de leurs femelles qui pondent environ 6 millions d'œufs par an (1), les œufs se trouvent répandus naturellement partout. Il est à peine besoin de mentionner les fumiers de toute sorte, ni les communications qui existent entre les sources et les cloaques avoisinants, ni les engrais étalés sur nos champs, pour justifier notre assertion ; on voit d'innombrables petits foyers humains, bientôt dispersés par les pluies ou par d'autres influences diverses, produire ces vers. Ces œufs conservent leur aptitude germinative pendant plus d'un an, en dépit des conditions extérieures les plus défavorables, telles que la gelée ou la sécheresse ; leur exiguité favorise leur transport par les modes les plus variés aussi nos champs et nos jardins, nos maisons et nos cours offrent-ils à ces œufs des occasions multiples de déplacement.

Il nous semble inutile d'approfondir ici chaque cas particulier ; mais les fruits que nous cueillons, l'eau même que nous puisons au ruisseau pour éteindre notre soif, toutes matières et bien d'autres encore servent, à l'occasion, de moyen de transport à ces œufs, toujours aptes à se développer. Plus ces œufs sont répandus ou (ce qui revient au même) plus la population est dense, plus on néglige les soins dont on devrait entourer l'alimentation, plus le milieu dans lequel on vit est malpropre et plus les occasions sont fréquentes. »

A la citation de Leuckart, je dois ajouter l'extrait suivant du docteur *Laboulbène*, éminent spécialiste, sur les vers. Voici les termes propres employés par l'auteur dans ses comptes-rendus à l'Académie des sciences du 6 juin 1887 :

« *Sur l'état larvaire des ascarides* (Extrait).

« Les œufs d'*ascarides lombricoïdes* dont la coupe est lisse.

« . . . .

(1) Tison dit qu'il estime à 10 000 le nombre des œufs reconnus dans un seul lombric.

« *Toutefois, malgré l'opinion générale d'après laquelle l'ascaride viendrait s'implanter directement par les œufs, causes qui paraissent rationnelles dans les campagnes et les classes pauvres de la ville, les expériences publiées demandent encore quelque confirmation.* »

« L'ascaride *peut aussi bien occuper un corps intermédiaire comme le porc, le lapin, le poisson, et ses œufs passer ainsi directement au corps de l'homme qui mange ces animaux. La théorie admise pour les* cestoïdes *pourrait bien l'être ponr les* ascarides. »

Maladies et accidents occasionnés par les Ascarides lombricoïdes

Il est aujourd'hui incontesté que les vers en général et les ascarides en particulier sont la cause de bien des malaises, de bien des maladies et de fréquents accidents graves et mortels. A part les généralités décrites ailleurs, nous nous bornerons à des faits authentiques, à des citations autoritaires. Les intéressés sauront toujours réfléchir assez pour en tirer les conclusions que leur commanderont les circonstances.

MM. Demeure et Karvarere citent trois cas d'*anémie maligne* guéris par l'expulsion d'ascarides.

En 1896, un lycéen âgé de 12 ans, arrivant de province, se présenta à la clinique du docteur Filatoff. Depuis deux mois déjà, cet enfant était privé de l'usage de ses jambes, il ne pouvait même pas se tenir debout. Des présomptions décidèrent le docteur à donner au malade un remède contre les vers. L'enfant fit deux ascarides, se leva et marcha.

Campenon rapporte qu'à l'autopsie d'un homme mort en 24 heures, après de violentes coliques, il trouva le cœcum et une partie du côlon remplis et distendus à tel point qu'il y avait obstruction et congestion occasionnées par les ascarides lombricoïdes.

(Dr Filatoff, *Maladies de l'Enfance*, II.)

En 1823, le docteur Méplain, du Donjon (Allier), cite le cas suivant sur une jeune fille de 22 ans :

A la suite de fatigues subites, il y eut immobilité complète : paupières relevées, yeux fixes et humides ; pupilles resserrées ; tête fortement renversée en arrière ; mâchoires convulsivement rapprochées sans qu'un effort puisse les écarter ; raideur tétanique des membres, respiration presque inappréciable ; perte absolue de sentiments.

Le docteur ne pouvant lui administrer aucun remède par les voies ordinaires, lui fit une injection de tartre stibié dans la veine du bras gauche. Une demi-heure après la malade vomissait huit ascarides et alla mieux : ensuite elle en vomit encore sept autres et après trois jours elle était guérie.

(Méplain, t. XVII, p. 372.)

Leroux rapporte qu'un jeune homme de 18 ans était pris de convulsions tétaniques. La tête était fortement renversée en arrière ; le tronc et les membres raidis ; les yeux retournés ; les mâchoires serrées ; la respiration haletante et la poitrine soulevée par soubresauts ; le cœur battait fort et irrégulièrement ; le ventre était météorisé.

Avant l'accès, le jeune homme s'était plaint de vives coliques ; il mangeait peu et avait souvent des envies de vomir. Malgré tous les secours, il mourut dans des convulsions horribles, en poussant des cris perçants. Le Dr Leroux fit l'autopsie et trouva 83 ascarides lombricoïdes dans les intestins. L'estomac, l'intestin grêle et le gros intestin offraient un grand nombre de points qui paraissaient être des piqûres entourées d'un petit cercle rouge.

(Leroux, t. IV, p. 307.)

Les Drs Charceloy et Hama Grand ont fait l'autopsie de deux enfants morts d'hémorragie intestinale. Ils prétendent attribuer cet accident à la déchirure d'une artériole ou d'un vaisseau voisin de l'endroit où se trouvaient les ascarides.

M. Davaine cite plusieurs cas où les ascarides auraient pénétré dans la trachée et le malade en serait mort asphyxié. Il rapporte que plusieurs fois on a trouvé des ascarides dans les voies pancréatiques, les voies biliaires, dans le foie.

Gaultier de Claubry et Mangon rapportent des cas de perforation de l'estomac par les lombrics. Fischer et Becquerel citent des cas de perforation analogues ; la sortie de lombrics par l'ombilic, par l'aisne, etc.

J'ai eu moi-même l'occasion d'extraire, au moyen d'une pince, plusieurs lombrics qui stationnaient dans la gorge et dont les allées et venues dans l'œsophage produisaient des titillations énervantes.

A propos des maladies épidémiques causées par les vers, Bouschoneff, dans son rapport de 1892, p. 572, prouve l'influence fatale que les vers peuvent avoir sur la marche des maladies infectieuses aiguës. Pendant le cours d'une légère épidémie de fièvre typhoïde, il eut l'occasion, dans certains cas, de constater une subite déperdition d'activité cardiaque, avec faiblesse de pouls et cyanose ; il y avait vomissements souvent et syncopes.

Ces crises ne duraient que 5 à 6 minutes, se répétaient 5 à 8 fois par jour et pendant 4 à 5 jours. Sur un sujet mort, l'autopsie démontra la présence d'ascarides. On traita les autres malades en conséquence et on les sauva tous sans exception.

J'ai eu l'occasion de faire prendre mon remède à une enfant de 7 ans, à Roanne, Mlle Presle ; elle prenait tous les jours de nombreuses crises. Après le remède elle rendit par les selles 116 ascarides le même jour, et depuis elle n'a plus de crises.

M. Cruveille dit qu'il a trouvé, chez une jeune fille idiote, l'intestin rempli d'ascarides. Des vers formaient des boules ou pelotes qui obstruaient l'intestin.

En 1757, à Fougères (Bretagne), une épidémie de dysenterie existait. On s'aperçut que les malades rendaient les ascarides par le haut et par le bas.

On donna aux malades des helminthicides et l'épidémie s'arrêta.

A Clisson, en 1788, le même fait se produisit. Les mêmes remédes réussirent à enrayer la contagion.

On a remarqué, dans l'armée, des épidémies infectieuses occasionnées par des ascarides.

Expédition de Finlande, 1743 (Rosen).

Armée autrichienne, 1765 (Gerardi Van Swieten).

12e régiment de dragons à Varenne (Marie).

Armée française, 1806, en Pouille et en Abruzzes (Savaresi).

Grande Armée, 1807, Bromberg-Pologne (Bourges).

PROPHYLAXIE ET REMÈDES

Eviter de boire des eaux stagnantes ou suspectes ; ne pas manger de légumes mal nettoyés, de fruits pas mûrs ou piqués des vers ; veiller à la propreté des mains, de la bouche, du corps et des habitations.

Les ascarides étant absorbées à l'état d'œufs, il importe donc d'éviter cette absorption. Or, l'œuf d'ascaride peut se rencontrer dans bien des circonstances. Il peut rester pendant plusieurs années, sans s'altérer, dans les eaux de mare, de citerne, de puits, de ruisseau, etc. Quand une eau est douteuse, il vaut mieux la filtrer ou ne s'en servir qu'après l'avoir fait bouillir.

Quant aux remèdes à employer, la série n'en est pas très nombreuse : Semen contra, Santonine, Calomel, voilà à peu près quels sont les ascaricides les meilleurs. Mais ces produits demandent une expérience sérieuse pour leur dosage, à raison de l'âge et du tempérament.

Le semen contra et la santonine qui en est extraite, le calomel, surtout, sont des remèdes efficaces, mais des poisons dangereux. Il ne faut donc donner le semen contra qu'avec modération, aux enfants surtout, et la santonine et le calomel seulement après l'avis et le dosage des hommes de l'art.

C'est pour satisfaire aux besoins de cette thérapeutique, combler une lacune et tenir à la disposition des malades un remède toujours prêt, actif et inoffensif, que M. Victor Treille a préparé son *Vermifuge*, s'adressant directement et spécialement aux ascarides lombricoïdes.

Oxyure vermiculaire.

(*Ver à queue, de Bloch*)

OXYURES

Pendant longtemps on a confondu l'*oxyure vermiculaire* avec l'*ascaride lombricoïde* et le *trichocéphale*. Il y a cependant une différence très sensible entre ces trois vers, tous ronds.

Caractères. — De la grosseur d'un fil coupé par tronçons de 1 centimètre, blanc, à tête ailée, ce ver présente une bouche ronde pendant la rétraction, devenant triangulaire ou à bord légèrement trilobé quand elle est au contraire protractée ; le mâle a la queue enroulée en spirale et terminée en pointe très courte, munie de deux papilles préanales et de quelques papilles postanales, et d'une spirale simple.

La femelle que, pendant longtemps, on a seule connue, est longue de dix millimètres, son extrémité postérieure est très amincie, les œufs, non symétriques, plus convexes d'un côté que de l'autre, contiennent un embryon replié longitudinalement (1).

Dans les grandes villes on ne compte guère avec l'helminkrose; les méningites, les fièvres typhoïdes, les maladies aiguës quelconques sont constatées, mais le plus souvent on en attribue la cause à la contagion, la plupart des maladies enfantines étant endémiques.

La lombricose est assez rare, mais les vers dits oxyures vermiculaires sont très fréquents et d'autant plus à redouter qu'ils se communiquent très facilement. C'est le ver que l'on a appelé quelquefois : *Ver à queue.*

Habitat. — L'oxyure vermiculaire habite par milliers le gros intestin des enfants et de l'homme soumis à un régime débilitant ; il est répandu dans tous les pays, surtout en Syrie, dans l'Egypte, dans l'Afrique centrale.

Mœurs, habitudes, régime. — L'oxyure est absorbé à l'état d'œuf, il se développe dans l'estomac et s'achemine vers le cœcum et le rectum, où il stationne par colonies de plusieurs milliers. Dans ce cantonnement, où ils s'agitent par des variations incessantes, les oxyures procurent une pesanteur lancinante, énervante, des titillations agaçantes. Souvent, ils émigrent par l'anus et se promènent sur les cuisses, dans la direction du périnée, et chez les sujets féminins, pénètrent dans la vulve et même le vagin. Leurs pérégrinations érotiques les font retrouver jusque sur les draps de lit.

Ces vers habitent le cœcum, voyagent, sortent par l'anus et vivent quelques minutes dans un milieu assez chaud. Dans le lit, on les voit encore sauter ; pour cela, ils s'arquent en se pin-

---

(1) Dœeveren compare les oxyures aux vers du fromage ; pendant longtemps, on a cru que ceux-ci étaient les petits de ceux-là. Aujourd'hui, cette erreur n'existe plus.

çant la queue avec la bouche, et s'élancent en faisant ressort comme un arc qui se détend. Ainsi ils peuvent se déplacer et passer d'un corps à un autre si deux enfants couchent ensemble.

Ainsi parvenus à l'anus ou aux parties génitales, surtout des fillettes, ils reprennent le chemin de l'intestin par l'anus ou pénètrent dans la vulve, c'est alors qu'ils évoluent et causent les malaises si souvent observés. Quelquefois, ils pénètrent jusque dans la vessie et déterminent la cystite et quelquefois l'incontinence d'urine.

Symptômes spéciaux de l'existence probable des oxyures

A part les preuves évidentes, matérielles et précises indiquées ci-dessus, on peut supposer l'existences des oxyures d'après les diagnostics et malaises suivants :

Les malades souffrent surtout après leur coucher, soit de 9 à 11 heures, et par accès dans la nuit. On éprouve à l'anus une titillation énervante, une pesanteur et un prurit insupportables, des lancinations subites et vives, des douleurs lourdes et une irritation agaçante qui se fait sentir jusque dans les parties génitales, il en résulte une fièvre très forte, des accès convulsifs ou des crises inquiétantes que l'on ne prend que trop souvent pour de l'épilepsie ou de la danse de Saint-Guy.

Les jeunes garçons sont inconsciemment portés à des attouchements pernicieux ; plus grands, ils ont des idées noires, des rêves érotiques, des habitudes de masturbation et des pollutions involontaires. Ils dépérissent et leur mémoire se perd avec leur intelligence.

Les jeunes filles éprouvent les mêmes symptômes généraux, et si les vers, dans leurs pérégrinations hasardées, pénètrent dans la vulve, il en résulte des démangeaisons énervantes, une surexcitation agaçante et, sans autres motifs, il se produit bientôt un suintement leucorrhéide et des flueurs blanches dont la mère ne sait trop s'expliquer les causes.

Plus âgées, ces victimes des oxyures deviennent rapidement anémiques ; elles éprouvent des malaises non bien définis ; le moral même est parfois ébranlé ; il peut se produire des crises épileptiformes, hystériformes ; quelques-unes tombent dans la nymphomanie.

Les selles sont molles, fétides, quelquefois sanguinolentes ; souvent diarrhéiques ; les malades sont tristes et abattus. La muqueuse des sphincters est parsemée de points rouges, congestionnée, injectée de sang. Cela est dû aux piqûres produites par les oxyures, il y parfois excoriation de la vulve et même du clitoris.

Spitzer (*Wien. Méd. Wold. 892*) raconte le fait suivant : une fillette de 12 ans présente un écoulement vulvaire abondant et souffre depuis quelques semaines des organes génitaux ; on pense à un viol. La vulve était couverte d'excoriations et d'eczéma chronique, l'hymen était à peu près intact et l'on introduisait aisément une sonde de femme par son orifice : il s'écoulait alors, par la sonde, un liquide muco-purulent. Une injection au permanganate de potasse, fit sortir un paquet d'oxyures vermiculaires. Dès lors, le diagnostic était fait et le viol réduit à néant. On retrouva les mêmes parasites dans le rectum. La guérison fut ensuite obtenue par du vermifuge.

En 1878, on me présente un enfant de 6 ans, ayant, dit la mère, un écoulement blanchâtre par la vulve ; après examen, je trouvai quelques oxyures dans les lèvres, et, après un remède de circonstance, l'enfant fit une quantité de petits vers, quelques injections légères à l'huile de camomille arrêtaient l'écoulement. Alors, la mère me raconta qu'un de ses employés, atteint de blennorrhagie, prenait souvent cette enfant sur ses genoux, et, que voyant ensuite ces pertes, chez son enfant, elle dénonça et fit arrêter le jeune homme. D'abord, j'avais tenu à ce que le docteur Riembauld, médecin du Parquet, visitât l'enfant. Il confirma mes dires, et, sur sa simple déclaration, on relâcha le jeune homme accusé d'avoir voulu abuser de l'enfant. Les oxyures étaient les seuls coupables.

On peut d'ailleurs avoir des oxyures à tout âge, mais les moyens de s'en débarrasser sont les mêmes. Il suffit du **traitement Victor TREILLE contre les oxyures.** La manière de s'en servir accompagne chaque livraison.

Comment les Oxyures arrivent-ils dans notre corps?

Comme pour les autres vers, — ascarides, ténias, etc., — les œufs ont été entraînés et disséminés un peu partout, sur les objets les plus divers, les linges, les aliments, etc. Ces œufs sont si légers, qu'une mouche peut les transporter avec ses pattes sans le savoir, sur un fruit, sur un comestible quelconque; un courant d'air peut les déplacer ; le pain, la farine, l'eau n'en sont pas garantis. Il n'y a donc pas lieu de s'étonner de la contagion.

Prophylaxie. — Le meilleur moyen de se préserver des oxyures est la propreté et la bonne hygiène dans l'habitation et le régime. Quand on s'aperçoit que quelqu'un est atteint, un enfant par exemple, on doit le faire coucher seul jusqu'à ce que le traitement ait produit son effet; purifier ensuite les linges et la chambre par des vapeurs de naphtaline. On a préconisé les préparations mercurielles en émanations ou lotions, mais le mercure étant trop vite et trop facilement absorbé, on fera bien de s'en abstenir.

Les aliments devront être tenus fermés à l'abri des mouches et de tout contact, les enfants ne se mettront jamais à table avant d'avoir fait la toilette des mains et des ongles, car ceux-ci apportent souvent du dehors des œufs d'oxyures et, en mangeant, ils absorbent directement l'élément de reproduction.

Traitement. — Jusqu'ici on a essayé bien des remèdes, mais tous ont donné des résultats inconstants et souvent ils ont été dangereux; les onctions, les lotions et les lavements mercuriels sont peut-être les moyens les plus efficaces, mais l'on joue un jeu bien hasardé chez les enfants jeunes. Encore une fois, il vaut mieux s'abstenir.

Je prépare avec des plantes, des lavements, une mixture qui, prise par la bouche, suit l'appareil digestif, refoule les oxyures en pérégrination dans les intestins, et les lavements vermifuges distendant les plis du gros intestin, tuent et expulsent les vers.

Le traitement est donc bien simple, presque mécanique et absolument inoffensif, et il est au moins rationnel et logique.

Les lotions faites avec une décoction de plantes vermifuges ou simplement avec de l'huile, font cesser les démangeaisons, mais leur disparition ne devient définitive que par un traitement interne et des lavements vermifuges (1). *Formule Victor Treille.*

On n'a guère l'habitude de consulter un médecin pour de simples petits vers, et c'est pour cela que les oxyures pullulent sans qu'on sache les combattre.

Les remèdes proposés sont innombrables, et ils agissent tous plus ou moins favorablement; il importerait d'avoir un traitement radical.

On emploie les lavements d'éther, d'assa fœtida, d'absinthe, de tanaisie, etc., les pommades au calomel, aux autres sels de mercure, l'onguent mercuriel, etc., etc.

L'idée d'attaque est bonne, mais le plan n'est pas complet, les parasites arrivant toujours à se reproduire.

Un traitement local n'est pas suffisant et les oxyures se reproduisant tous les trois jours, il faut poursuivre la chasse par le haut et par le bas, pendant une période de 9 jours.

C'est ainsi que par un traitement de 3 en 3 jours, le remède Victor Treille obtient un résultat complètement satisfaisant.

1er, 2e, 3e jours, traitement par le haut.

4e, 5e, 6e jours, traitement par l'anus.

7e, 8e, 9e jours, traitement par l'anus.

10e jour, purgation vermifuge qui complète l'expulsion et la guérison.

Remèdes contre les Oxyures

10 francs; et par colis postal, 11 francs contre mandat.

Pendant trois jours, matin et soir, à jeun, prendre une cuillerée à bouche du flacon n° 1.

Les 4e, 5e et 6e jours ensuite, prendre matin et soir un lavement du flacon n° 2.

Les 7e, 8e et 9e jours, prendre un verre de la bouteille n° 3, en lavement, dans un 1/2 litre d'eau chaude.

Le 10e jour, prendre la purgation le matin, à jeun, dans une tasse de café, de thé, ou un bouillon gras.

(1) Nous préparons avec des plantes vermifuges fraîches, des lavements très efficaces.

Trichocéphale.

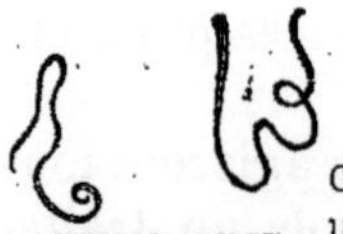

TRICHOCEPHALES.

Le *trichocéphale* est un ver assez fréquent, et comme l'ascaride et l'oxyure, il habite l'intestin de l'homme et plus spécialement le cœcum.

Son corps est filiforme, s'enroulant sur lui-même, long de 0,01 à 0,05. La partie antérieure est très mince, soyeuse, et le corps se termine en arrière, par un petit renflement contenant l'intestin et les organes génitaux. L'anus est à l'extrémité.

Les œufs sont infiniments petits (*de 2 à 5 centièmes de millimètre*).

Ils sont évacués par les fèces et peuvent ne se développer que plusieurs mois après. Pour cela, il faut qu'ils soient rapportés dans le tube intestinal de l'homme, soit par les boissons, soit par les aliments, soit même par la poussière absorbée. Les évolutions et le développement du trichocéphale sont en tout conformes à ceux des ascarides.

Ce ver a été longtemps confondu avec l'oxyure vermiculaire. On le trouve chez des individus de tout âge, et assez souvent en quantité. Dans les épidémies on en a compté plus de mille chez le même individu.

Le trichocéphale est très fréquent en France et en Angleterre.

Les malaises produits par ces vers sont analogues à ceux occasionnés par les oxyures. Mme X..., âgée de 38 ans, en 1899, m'a apporté des trichocéphales trouvés sur son drap de lit. Depuis longtemps elle éprouvait toute espèce de malaises et malgré les visites de médecin et les remèdes qui suivaient, elle n'éprouvait aucun soulagement. Le bas-ventre lui paraissait lourd, douloureux ; elle sentait des pincées aux lèvres de la vulve et à l'anus ; aux parties génitales, elle éprouvait une démangeaison insupportable. A bout de souffrances, elle avait eu la fantaisie de se laver avec du vinaigre ; c'est à la suite de cette lotion qu'elle trouva le lendemain les cadavres de trichocéphales qu'elle me présentait.

J'ai donné à cette femme le même traitement des oxyures. Je l'ai revue quinze jours après ; elle ne souffrait plus ; plus de démangeaisons, plus d'énervement.

Les précautions prophylactiques sont les mêmes que pour les oxyures vermiculaires et le traitement curatif est aussi le même de Victor Treille. Le prix est le même.

Chaque dose est accompagnée d'une notice explicative.

Dochmius de l'homme.

Caractères. — Cette espèce, de la classe des *dochmides*, a le corps droit ou légèrement courbé; la bouche munie de deux papilles coniques, inégales, porte en outre deux crochets; elle mesure 10 à 15 millimètres de long; le mâle a son extrémité infléchie et munie d'une bourse cyathiforme, formant deux tubes à cinq rayons; la femelle a son extrémité postérieure terminée en pointe conique.

Habitat. — Le *dochmius* de l'homme vit dans le duodénum ; découvert pour la première fois en Italie, dans l'intestin grêle de l'homme, il a été ensuite observé en grand nombre par Bilharz et Griesinger, en Egypte.

Mœurs, habitudes, régime. — Les migrations et les évolutions du dochmius s'opèrent par l'absorption des eaux des mares impures, des cloaques, ou des infiltrations de celles-ci dans les eaux potables.

D'après Bilharz et Griesinger, le quart au moins de la population égyptienne de la région du Nil est affecté de cette maladie, connue sous le nom de *chlorose égyptienne*. La cause unique des symptômes de cette maladie est dans les accidents internes occasionnés par les piqûres de ces insectes sur les parois des intestins. Il en résulte une débilitation profonde et un amaigrissement général. Souvent surviennent des inflammations intestinales et des hémorragies internes qui amènent la mort.

Anchylostome Duodénal.

Les anchylostomes sont des vers ronds, longs de 4 à 10 millim. Ils vivent dans le duodénum et le jéjunum, et produisent des désordres organiques très graves dans les intestins. Ces vers sont fréquents en Chine, en Italie, en Egypte et en France.

C'est l'anchylostome duodénal qui produit l'anémie des mineurs, d'après Perroncito, et ce même helminthologiste lui oppose la fougère mâle.

A Saint-Etienne, j'ai souvent donné mon Tœnifuge à des mineurs, atteints de dysenterie ou de bronchites catarrhales, et j'en ai souvent obtenu de très bons résultats.

La phtisie des mineurs ne serait-elle pas occasionnée par ces parasites? Les docteurs Riembauld et Servel sembleraient abonder dans mon hypothèse.

TROISIÈME PARTIE

Symptômes qui font supposer l'existence des vers

DANS LE CORPS DE L'HOMME

On appelle *symptômes* des signes ou caractères qui font supposer l'existence de telle ou telle maladie.

Très souvent, les symptômes des vers sont douteux et confus, et ce serait être bien présomptueux que de vouloir diagnostiquer sûrement d'après tel ou tel malaise fixe ou passager.

Il y a des symptômes généraux qui donnent lieu de supposer, et avec raison, l'existence des vers; je vais essayer d'en indiquer quelques-uns. Après cet examen sommaire et souvent précis, chacun restera juge et libre de son appréciation.

Il est bon, toutefois, d'observer que le nombre et la grandeur de ces entozoaires n'est pas sans influence sur le développement des phénomènes pathologiques. Leur présence parait moins supportée dans l'estomac que dans l'intestin.

Les femmes éprouvent des troubles plus nombreux, plus variés et plus graves; il en est de même des personnes affaiblies et nerveuses.

SYMPTOMES CERTAINS. — *D'abord, la présence dans les selles, d'anneaux plats séparés ou réunis les uns aux autres, le ver se brisant par longueurs plus ou moins sensibles. On dirait une chevillère étroite ou un lacet blanc coupé par petits tronçons semblables à des graines de melon ou de concombre (ténia). D'autres fois, ce seront des vers ronds et longs, pointus des deux côtés (ascarides), qui sortent par les selles et même par la bouche, ou encore ce sont de tout petits vers blancs (oxyures), courts et blancs comme un fil qui s'agitent tant qu'ils sont chauds ou en contact avec le corps ou les matières fécales. Ces preuves sont caractéristiques et incontestables.*

Symptomes généraux. — Couleur du visage altérée, bistrée, tantôt rouge, tantôt pâle, tantôt jaunâtre, tantôt plombée; demi-cercle azuré sous les yeux ; yeux fixes, secs, vifs, brillants ; pupilles dilatées; paupières inférieures gonflées et clignotements fréquents de la paupière supérieure gauche; maux de cœur, surtout le matin; maux de tête avec vertiges; troubles de la voix, qui est parfois rauque et cassée; troubles de la vue, et les yeux jouant au louche ou strabisme ; bouche remplie de salive, surtout le matin; eaux chaudes; haleine fétide; grincement des dents surtout la nuit; sommeil agité, inquiet, avec cauchemars parfois affreux ; battements et piquées du côté du cœur; crampes d'estomac, des pieds ou des mains ; toux sèche, grasse, sans rhume et partant de la gorge plutôt que de la poitrine ; démangeaisons au nez et à l'anus ou même par le corps sans trace de piqûres ou de boutons ; chatouillements à la gorge; respiration pénible; suffocations ; sen-sensation d'un corps qui monte à la gorge et semble vouloir sortir, mais qui disparaît si l'on avale de l'eau ou un morceau quelconque ; points ou piquées un peu partout; constipation ou diarrhée à la suite de petites coliques subites et vives; appétit capricieux ; douleurs d'entrailles, roulements dans le ventre; rots ou renvois, bâillements; ennui, inquiétudes noires, énervement général ; caractère inconstant, le plus souvent acariâtre et sombre ; extravagance dans les actions ; découragement ; sensation de faiblesse générale ; répugnance au travail; fatigues plus accentuées vers la fin de la lune et par les vents du Midi ; anémie fréquente ; dépérissement ; malaises souvent confondus avec ceux qu'occasionnent les maladies de poitrine, douleurs pareilles à celles qu'éprouvent les rhumatisants : crises que l'on prend trop souvent pour de l'hystérie, de la chorée ou danse de Saint-Guy, ou surtout de l'épilepsie (mal caduc), etc., etc.

Nota. — Il est à observer que le patient n'éprouve pas tous ces symptômes en même temps, mais il les ressent par séries successivement et alternativement, souvent plusieurs séries simultanément.

Les malades atteints de vers n'aiment pas les émotions et n'apprécient pas les vrais plaisirs. Leurs sentiments intimes semblent atrophiés et ils restent froids ou presque insensibles. Les vers occasionnent l'impuissance et la stérilité.

Tous les organes peuvent ressentir l'influence sympathique des vers du canal intestinal; la fausse perception des odeurs, la dilatation de la pupille, l'amaurose permanente ou passagère. l'exaltation de l'ouie, la perversion du goût, le prurit et les fourmillements à la peau témoignent de l'action sympathique des vers sur les sens; d'un autre côté, la somnolence et les vertiges, les rêves facétieux, les spasmes, les douleurs vagues, la dyspnée (difficulté de la respiration), les palpitations, les intermittences du pouls, la faim insatiable ou l'anorexie (dégoût des aliments), la salivation, la qualité des urines, l'amaigrissement témoignent également de leur action sur le système nerveux, sur les organes de la respiration, de la circulation, de la digestion, sur les sécrétions, enfin sur la nutrition.

En un mot, tous ces symptômes, qui sont des effets sympathiques, sont, sans contestation aucune, des phénomènes réflexes, et cette assertion a été confirmée par les expériences de Claude Bernard.

Affections vermineuses chez l'Homme. (1)

Dans l'intérêt général, j'ai cru devoir, ici, mettre sous les yeux de mes lecteurs, les différentes affections attribuées par l'expérience à la présence des vers dans le corps de l'homme.

Les maladies vermineuses ne sont autres que les phénomènes énumérés d'autre part qui ont acquis de l'intensité et de la durée; les plus communes sont les attaques convulsives qui reviennent par accès plus ou moins fréquents et qui se rapprochent, par leurs caractères, de l'épilepsie, de la catalepsie, du tétanos, de l'hystérie, de l'hydrophobie même. On a vu se produire, sous l'influence des vers et disparaître avec eux, le strabisme (*yeux de travers*), l'amaurose, l'aphonie (*perte de la voix*), la toux, la paralysie, l'anesthésie, le coma, la folie (2); dans quelques cas, les désordres fonctionnels ont acquis assez d'intensité pour amener une mort rapide.

---

(1) Citations extraites de Davaine (*Traité des entozoaires*).

(2) J'ai même vu trois femmes ou filles internées d'abord au Puy-en-Velay. On leur a fait prendre mon Tœnifuge et elles ont été guéries par l'expulsion du *Ténia*.
Un monsieur de Feurs allait être enfermé à saint-Jean-de-Dieu, à Lyon. Sa mère lui fit prendre mon remède, et il a été guéri.
Le fils C..., de Saint-Genest-Lept, était interné à Lyon. Je lui ai fait prendre mon remède, et il a été guéri.

Cas d'affections sympathiques causés par les vers de l'intestin.

LÉSION DE L'INTELLIGENCE.

Tœnia. — WEPFER. Cas d'une fillette de 7 ans, cataleptique, puis épileptique et imbécile pendant plusieurs années, guérie par l'expulsion du Ténia (cité par Baumes : *ouv. cité.* p. 268). — GÉRARDIN. Cas de manie guérie par l'expulsion du Ténia (*Acad. de Méd.*, Séance du 23 sept. 1884.) — FERRUS. Homme atteint de folie et mis à Bicêtre, expulsion d'un Ténia, guérison de la folie. — FOURREAU DE BEAUREGARD. Penchant au crime guéri par l'expulsion d'un Ténia ; un an après récidive de la manie, guérison définitive après une nouvelle expulsion d'un Ténia nouveau. *Autre cas*: Femme aliénée et hystérique, expulsion d'un Ténia ; cessation du délire, expulsion d'un second Ténia, guérison de l'hystérie (*Acad. de Méd.*, même séance, *Arch. gén. de Méd.*, page 278, 2e série, t. VI). — J.-B. DAVID. Aberration mentale. Ténia. (*Gaz. Méd.*, 1843. t. VI, p. 39). — Docteur VOOD. Cas de folie guérie par l'expulsion d'un Ténia (*The Lancet 1851 et Bull. Hérop.* t. LX, p. 282). — Victor TREILLE, 1882. Femme de 38 ans, considérée comme possédée, avait été exorcisée par le prêtre, guérie par l'expulsion d'un Ténia.

Lombrics. — PROST a cru pouvoir déduire de ses autopsies que les affections mentales dépendent souvent de la présence des vers dans l'estomac ou dans les intestins. — Enfant de 11 ans, stupide dès son bas-âge, convulsions fréquentes, expulsion d'un grand nombre de vers par suite d'un empoisonnement, guérison des convulsions, retour de l'intelligence (*Gaz. salut. année 1761, citée par Baunéer*), SAINT-VINCENT.

ESQUIROL. Aliénation mentale avec fureur par les lombrics et les oxyures (*Journal de Sédillot*, t. XIX, p. 133 et AVELIER, thèse 1720, p. 17). — Docteur MICHEL. Fille de 10 ans, épilepsie depuis 5 ans, symptômes graves, idiotisme ; expulsion pendant plusieurs jours d'ascarides, lombricoïdes, retour à la santé et à la raison (*Bull. Thérap.*, t. XXII, p. 375). — ROLLAND. Manie furieuse guérie par l'expulsion des vers lombrics par les vomissements (*Journ. de Méd. de Toulouse*, mars 1845). — P. FRANC. Terreurs sans cause, délire violent ; vermifuges, expulsion de 80 lombrics, guérison (*Ouvr. cité*, t. X, p. 379). Exaltation des facultés intellectuelles. — ZIMMERMANN cite l'observation de PECHLIN, d'un enfant affecté de vers et d'une faim insatiable : « il eut pendant toute sa maladie une mémoire extraordinaire et un génie plus que médiocre ; mais il perdit l'un et l'autre dès qu'il fut rétabli. » (*Traité par l'expérience*, chap. XV.)

Oxyures. — GIRAUDI. Mélancolie ; jeune homme de 16 ans, guéri après plusieurs évacuations d'oxyures vermiculaires (*Observations sur les maladies vermineuses* dans *Journ. Sédillot*, 1806, t. XXI, p. 150).

HYDROPHOBIE.

SERRES. Enfant de 13 ans, mordu par un chien enragé ; six mois après, agitations, horreur des liquides ; mort. Prodigieuse quantité de lombrics dans l'intestin grêle (*Jour. Boyer, Corvisard, etc.*, t. XXV, p. 258). Garçon de 9 ans (Gênes, 1887), atteint de convulsions, de fièvre, d'hydrophobie très caractérisée, quoiqu'il n'eût pas été mordu par un chien ou par quelque autre animal ; mort. Sortie par les narines des vers lombrics ; tout le tube digestif est plein de ces vers (*Dict. des Sc. méd.* ART. *Cas rares*, p. 242).

HYSTÉRIE.

Ténia. — DELUIS. Cas d'hystérie vermineuse (*Amenitales, acad.*, p. 341). (MONDIÈRE.)

Lombrics. — DUFAU. Cas d'hystérie grave chez une jeune fille de 9 ans, ayant persisté plus d'un an ; guérison par l'évacuation d'un immense nombre d'ascarides lombricoïdes et d'oxyures (*Journ. de Méd.*, t. XXIX, p. 120, 1768). Un autre cas, même journal (t. XXXVI, p. 38).

CATALEPSIE, TÉTANOS, COMA.

VAN SWIETEN (*op. infrac. cit.*, t. III, p. 316). BOURGEOIS. Enfant cataleptique ; expulsion de 12 lombrics, guérison (*Revue méd.*, t. II, p. 251). — CROMEHUCK. Fille de 7 ans, attaques cataleptiformes ; expulsion de 100 lombrics, guérison. (*Gaz. de Paris*, 1843, t. XI, p. 431). — DARWIN. Coma, ténia, expulsion, guérison. (*Journal universel*, t. VII, p. 114).

MONDIÈRE. Enfant de 4 ans, hébétude très prononcée ; lombrics, guérison.

CONVULSIONS GÉNÉRALES

ATTAQUES ÉPILEPTIFORMES.

Ténia. — Wepfer. Fille de 3 ans, épileptique pendant plusieurs mois, guérie après avoir rendu trois aunes de ténia (Baumes, p. 268). — Cousolin. Attaques épileptiformes, depuis 2 ans; expulsion d'un ténia, guérison. — Siblot. Fille âgée de 9 ans, agitation convulsive des bras et des jambes, qui, depuis plusieurs jours, ne cessait pas même la nuit; difficulté à prononcer les mots, contorsion du visage, gêne de la respiration ; guérison après sortie du ténia. — Bremser. Garçon de 9 ans, épileptique depuis deux ans; ténia, guérison. — J.-B. David. Attaque épileptiforme; ténia. — Ferréol. Attaque d'épilepsie de trois ans, 3 ténias, guérison. — Fille de 18 ans, traitée pour l'épilepsie; expulsion d'un ténia, guérison, 1886. — Victor Treille. Femme enceinte de 7 mois, accès épileptiformes, ténia, guérison sans accidents, 1889.

Lombrics. — Wolbom. Convulsions violentes sans perte de connaissance; expulsion de lombrics et d'oxyures, guérison. Deux cas (Rosen, p. 394). — Mangon. Enfant de 3 ans, convulsions générales, tétaniques, avec perte de connaissance, expulsion de lombrics, guérison. — Gaultier de Claulry, père. Enfant de 3 ans, convulsions répétées ; expulsion de nombreux lombrics, guérison. — Victor Treille, 1889. Jeune fille de 7 ans, convulsions et crises épileptiformes tous les jours ; expulsion de 119 ascarides lombricoïdes, guérison.

Oxyures. — Th. Bartolin. Epilepsie entretenue par des oxyures (Baumes, p. 265). — Sthal. Epilepsie chez un enfant de 6 ans, oxyures, guérison.

TREMBLEMENTS, CHORÉE.

(DANSE DE SAINT-GUY)

Cas cités par BAUMES, p. 257, GAUD, KRAMMER, PRESUYGER.

Ténias. — MONDIÈRE. Fille de 14 ans, chorée très intense, même la nuit, inutilité de tous les traitements ; expulsion d'un ténia et de 32 lombrics, guérison. (*Mém. cité, Gaz. hôp.*, 1843, p. 210.)

Lombrics. — Fille de 12 ans, grimaces, rires involontaires ; expulsion de lombrics, guérison. Tremblements universels chez un enfant de 8 ans ; lombrics, guérison.

PARALYSIE.

Ténia. — MOLL. DE VIENNE. Femme de 36 ans, paralysie des extrémités supérieures, durée de 3 mois, expulsion d'un ténia de 10 mètres, cessation immédiate de la paralysie (*Œster. med. jahrb*, B D, XIX, st., 2 el. exp. 1850, 81, p. 7). — COBOLD. Homme, paralysie incomplète ; ténia contracté dans l'Inde, expulsion du ténia, guérison de la paralysie (*Toppe worus*, *London*, 1875, p. 88). — Homme resté 4 mois à l'hôpital de Roanne, guéri par l'expulsion d'un ténia, 1895, VICTOR TREILLE.

Lombrics — HORME. Fille de 11 ans, impossibilité de parler et de marcher, expulsion de vers intestinaux, guérison. — MANGON. Enfant de 9 ans, perte de connaissance, syncopes, vomissements, convulsions, expulsion de nombreux lombrics, guérison de la paralysie. — MŒNNICH. Enfant de 3 ans, paralysie des extrémités inférieures et strabisme, expulsion de 18 lombrics, guérison.

DOULEURS VIOLENTES ET GÉNÉRALES.

DAQUIN. Enfant de 12 ans, pris de fièvre et de douleurs vives dans toutes les articulations, dans les os des hanches, les vertèbres du cou et du dos, impossibilité de supporter le poids de ses couvertures ou de faire aucun mouvement, évacuation de 40 ascarides lombricoïdes suivie d'un gros peloton d'autres, guérison complète (*Anc. Journ.*, 1770, t. XXXIV, p. 157). — Rosen. Douleurs semblables à la sciatique, rapportée par Darelins p. 398). — De Sauvages. Fille, engourdissement douloureux de tous les membres, assoupissement profond, expulsion de 44 lombrics, guérison. — Mondière. Fille de 12 ans, douleurs générales, exaltation de la sensibilité, expulsion de 12 lombrics, guérison. — Victor Treille. Femme traitée pour les rhumatismes, expulsion d'un ténia, guérison 1889.

APHONIE (extinction de la voix), BEGAYEMENT, SURDI-MUTITÉ.

De Horm. Militaire muet, expulsion de nombreux vers, guérison (*Rec. d'obs.*, t. II, p. 475). Bégayement (*Mém. de l'Acad. de Suède*, p. 2), guérison. Fred Hofmerman. — Enfant de 11 ans, pris tout à coup d'aphonie, traitement anthelminthique, guérison. — Heister. Aphonie chez une femme de 30 ans, suivie de convulsions, vers. — Mondière. Jeune fille de 15 ans, aphonie de quinze jours, traitement infructueux, vermifuges, guérison par l'expulsion de 60 lombrics (*Mém. cit.*, p, 208). — Docteur Schleifer. Surdi-mutité, enfant de 9 ans, expulsion de 87 lombrics et d'un grand nombre d'oxyures, guérison (*Gaz. méd. Paris,* 1843, t. XI, p. 682).

SURDITÉ, CÉCITÉ, TROUBLES DE LA VUE, AMAUROSE.

Ténia. — Laborde. Surdité et autres symptômes chez une fille qui rendait depuis longtemps des cucurbitains; expulsion d'un ténia, guérison (*Journ. de méd. de Rouy,* 1769).

Lombrics. — Stard Enfant de 6 ans, surdité pendant plusieurs jours de suite, récidives, expulsion de lombrics, guérison définitive. — Houzelot. Accidents fréquents et de longue durée consistant en perte de la vue, de l'ouie et de la parole, convulsions tétaniques et épileptiques, etc., expulsion d'environ 200 lombrics (*Journ. Sédillot*, 1804, t. XIX, p. 353.) — Giraudy. Cécité, surdité, mutismes successifs, délire, folie; jeune fille de 12 ans, guérison par l'expulsion de lombrics et d'oxyures (Sédillot). — Wauruch. Cas de cécité périodique causée par le ténia. — Docteur Fallot. Enfant de 7 ans, cécité subite et presque complète pendant un mois, traitements divers sans succès, vermifuges, expulsion de 28 lombrics, guérison. — Pétrequn. Amaurose chez une jeune fille de 12 ans, expulsion de 60 lombrics, guérison immédiate

(*Gaz. méd*, 1838). — L. Lockart-Clarcke. Troubles nerveux graves, hémyopie, photophobie, spasmes de la paupière supérieure, expulsion de lombrics, guérison (*Brit. méd. journ.* 1874).

PALPITATIONS, SYNCOPES.

Ténias. — P. Franck. Salivation abondante, ptyalisme, palpitations, expulsion d'un ténia, guérison.

Lombrics. — Andral. Jeune dame espagnole, palpitations violentes entendues à plusieurs pieds du lit de lá malade, expulsion spontanée d'un grand nombre de lombrics, guérison très prompte (*Bull. thérap.*, t. XV, 1838, p. 17).

Oxyures. — Robert, médecin à Langres. Fille de 24 ans, délire, hystérie, chorée, expulsion d'oxyures, guérison (*Journal de Corvisart*).

TOUX, ASTHME.

Ténias. — Nombreux cas observés par Bremser, la toux était due à la présence du ténia, guérison (*Gaz. des Hôp.*).

Lombrics. — Mondière. Fille de 19 ans, quintes de toux fatigantes, rien à l'auscultation, palpitations, essouflement, traitements inutiles, expulsion de 60 lombrics et d'un grand nombre d'oxyures, guérison (*Gaz. des Hôp.* 1844, t. IV, p. 66).

VOMISSEMENTS, COLIQUES, DYSENTERIE.

Delacroix. Vomissements presque continuels accompagnés de hoquets et convulsions, guéris après l'expulsion de 7 lombrics par la bouche. — Drelincourt. Coliques violentes suivies de mort, homme de 40 ans ; on trouve à l'autopsie un grand nombre de vers dans le côlon (*Bibl. méd.*, t. XXVI, p. 315). — Brichetau. Fille de 20 ans, coliques, sangsues, mort ; à l'autopsie, grand nombre de lombrics dans les intestins (*Arch. méd.* 1842, t. XXX, p. 327). — Beaumes. Dysenterie rebelle ; vermifuges, guérison.

HÉMORRHAGIES.

Ténias. — Schmittdmann. Femme 39 ans, violentes coliques depuis plusieurs semaines, deux entéro-hémorragies très graves ; 3 mois après, rechute, traitement changé et remplacé par les vermifuges, expulsions de deux ténias et trois lombrics, guérison complète(*Sunmuco obs. méd.* rapporté par Gendrin. *Traité de méd. prat.*, t. I p. 230). — GAUDE. Homme de 35 ans, hématurie depuis 3 semaines, guérison après l'expulsion d'un ténia. — EHRARD. Entéro-hémorragie guérie par l'expulsion de 21 lombrics. — DAULIOULE. Femme de 27 ans, hémoptysie guérie par l'expulsion de 21 lombrics (*Méd. Chirurg. Zeitung.* 1818).

SUEURS, SALIVATIONS, INCONTINENCES D'URINES.

Docteur SUENER. Incontinence d'urine chez un enfant traité avec succès par les vermifuges ; oxyures. Guérison.

ABCÈS A LA CUISSE. — Extraction d'ascarides (*Bull. de thérap.*, t. XXVII, p. 227). — CHORÉE. Expulsion d'une grande quantité d'ascarides, guérison. Toulon 1848. — PERFORATION DES INTESTINS AYANT OCCASIONNÉ LA MORT. Constatations d'ascarides ayant perforé l'intestin. Alger, 1859. — AUTOPSIE JUDICIAIRE Présence d'ascarides meurtriers. (*Gaz. de Montfœllien*, 1859). — PHTISIE SIMULÉE. Présence d'ascarides ; Docteur Islord, 1851. — MÉNINGITE VERMINEUSE, Docteur Lebore, causée par des ascarides lombricoïdes. — PÉRITONITE. Disparition de la maladie après l'expulsion d'ascarides lombricoïdes, 1879, 1884, Treille.

ACTION SYMPATHIQUE SUR LES ORGANES GÉNITAUX.

Les oxyures ont de l'action sur les organes de l'homme et de la femme. T. FRANCK a observé deux cas de fureur utérine chez la femme, guérie par l'expulsion d'un ténia. — ROSEN dit que la présence des vers cause aux femmes la rétention de leurs règles (*Ouv. cité*, p. 394). — WAURRUCH signale plusieurs cas de dérangement de la menstruation et de l'aménorrhée causés par le ténia. — OLOMBET. Fille de 18 ans, suppression des règles, expulsion du ténia, guérison. — LECLER. Ténias excitant l'avortement à 3 ou 4 mois. — ROSEN dit que les vers font couler trop tôt le lait des nourrices (p. 394). — ANDRY. Cessation de la sécrétion du lait, nourrice guérie de la perte de son lait par l'expulsion de 23 vers. — Jeune femme restée stérile jusqu'à l'expulsion du ténia, 1892. Victor TREILLE.

PHTISIE, GASTRALGIES, GASTRO-ENTÉRITES, DYSPEPSIES, PÉRITONITES.

Expulsion de ténias divers, de lombrics. Guérison. Victor Treille (1).

FIÈVRES INTERMITTENTES.

Perrault. Violentes convulsions chaque jour à la même heure, expulsion de vers, guérison. — Mondière. 2 cas de fièvres intermittentes guéries par l'expulsion de lombrics. — Commelinck. Enfant de 8 ans, fièvres intermittentes, expulsion de 60 lombrics, guérison.

MORT SUBITE OU RAPIDE.

Ebermaiber. Enfant mort de convulsions, autopsie judiciaire tous les organes sains, un grand nombre de lombrics dans les intestins. — Docteur Stery. Fille de 8 ans, convulsions pendant 7 heures, mort ; instruction, autopsie judiciaire, 13 lombrics dans l'estomac, plusieurs centaines dans les intestins (*Med. Jahrb. des Œrterv. Staats*, 1837).

---

(1) Entre autres cas, j'ai observé trois faits qui sont incontestables. Mme T... a eu trois péritonites qui, chaque fois, ont été très dangereuses. De guerre las, j'ai fait prendre mon vermifuge et chaque fois, à la suite de l'expulsion d'ascarides lombricoïdes, la péritonite a disparu.

LES TŒNIFUGES EMPLOYÉS[1]

Le remède Victor Treille

Les tœnifuges les plus employés de nos jours sont *l'écorce de racines de grenadier, les semences de courge, la* **racine de fougère mâle.** Ces médicaments réussissent plus ou moins et à des degrés différents.

D'après les expériences faites dans les hôpitaux, le plus grand succès a été obtenu par la fougère mâle; en douze ans on a employé 68.300 doses de kousso, 38.590 doses des semences de courge et 97.000 tœnifuges **à base de fougère mâle**; l'emploi de ce dernier remède prend de plus en plus le pas sur les autres. Il est à peu près certain du succès, le point essentiel consiste dans sa manipulation.

(1) **Série des vermifuges employés autrefois** avec plus ou moins de raison et de succès.

Contre le ver solitaire	Contre les ascarides.	Contre les oxyures.
Acide cianhydrique.	Antimoniaux.	Ail.
— phénique.	Arsenic.	Aloès.
— salycilique.	Absinthe.	Asafœtida.
Antimoniaux.	Armoise.	Eau salée.
Arsenic.	Asafœtida.	Giroflée.
Benzine.	Calomel.	Huiles grasses.
Citronille.	Camomtlle.	Mercure.
Essence de térébenthine	Camphre.	Nitrate d'argent.
Ether sulfurique.	Fiel de bœuf.	Pétrole.
Fougère mâle.	Ményanthe.	Quassia amara.
Gaude.	Mercure.	Rhubarbe.
Grenadier.	Mousse de Corse.	Sel marin.
Kousso.	Noix vomique.	Sulfate de soude.
Kamala.	Papayer.	Soufre.
Mûrier blanc.	Rhubarbe.	Tanaisie.
Muscena.	Santonine.	
Pana.	Semen-contra.	
Saoria.	Spilégie.	
	Tanaisie.	

La fougère mâle est l'un des anthelminthiques les plus anciennement connus : depuis Pline, Dioscoride et Galien, elle n'a cessé d'être recommandée contre les vers cestoïdes.

Pour retirer de cette plante toutes les qualités vermifuges qu'elle renferme, il est des conditions très difficiles et il tient à l'habileté et à l'expérience du bon praticien de savoir en tirer tout le profit.

Une des premières conditions pour tirer parti de la fougère mâle est de la bien connaître et ce défaut de connaissance est fréquent chez les spéculateurs qui font bon marché de la santé publique et se traînent comme des limaces sur des produits de mérite, où ils escroquent de temps à autre quelques pièces de cent sous, au détriment du malade.

La fougère sèche n'a aucune propriété vermifuge sur les cestoïdes. L'efficacité incontestable de la fougère mâle contre les vers et contre les cestoïdes en particulier, son insuffisance constante et fréquente, quand elle est administrée isolément, lui ont fait adjoindre une foule de médicaments, ont donné naissance à une foule de remèdes plus ou moins composés, plus ou moins dangereux, et de méthodes de traitement dont un seul a prévalu : celui de **Victor Treille**.

Les méthodes d'Alibert, de Rech, de Bourdier, de Dubois, de Gratel, de Herranwands, de Lagène, de Mathieu, de Nouffer, de Renaud, etc., etc., sont plus ou moins compliquées, plus ou moins possibles. Aucune encore n'est arrivée à la simplicité et à l'efficacité de la méthode **Victor Treille.** Cette méthode ne comporte ni tisanes ni lavements, ni diète préalables ; pas de calomel, pas d'huile de Croton, pas de gomme-gutte ; en un mot, rien de ces drastiques à base de mercure ou d'étain qui pour guérir un petit mal en font souvent un plus grand. *(Extrait de Davaine, p. 268.)* (1).

---

(1) Au milieu du XVIIIe siècle on venait de tous les pays de l'Europe, en Suisse consulter le grand chirurgien spécialiste Touffer de Berne.

Le grand prince russe Béryoukinsky fit le voyage de Suisse et fut guéri ! il alla publier sa cure à Paris, où le roi Louis XV fit expérimenter la drogue Touffer par la Cour et acheta la formule. Le remède, tenu secret, était un magma écœurant contenant de la poudre de fougère mâle, du calomel, de la scamonée, du jalap, de l'hyacinte, etc., etc., et le traitement durait trois jours.

Le remède n'était pas une découverte, Hypocrate avait déjà signalé l'efficacité de la fougère contre le ver plat : Malgré cela, Louis XV paya à Trouffer 18.000 livres la fameuse formule.

Moquin veut que l'on récolte la fougère en hiver ; Hornd préfère la cueillette d'été.

La fougère renferme une huile grasse et un alcaloïde, la *filicine*.

Les praticiens raffinés ont marié le codex à la confiserie, et l'on voit de nos jours certains spécialistes livrer au bon public des dragées de fougère !

Écorce de Grenades, de Racines de Grenadiers.

(*Pelletiérine*)

La racine de grenadier qui a été longtemps préconisée, et qui, encore, de notre temps, semble vouloir se cramponner à la série des *tœnifuges*, soit sous son vrai nom, sois sous le nom scientifique de *Pelletiérine*, la racine de grenadier, dis-je, est obligée de battre en retraite et pour cause.

D'abord, le plus souvent cette écorce de racines ou son alcaloïde, la Pelletiérine, brisent le ver et la tête reste.

D'un autre côté, l'écorce de racine de grenadier et la Pelletiérine qui en est retirée, agissent sur le système nerveux d'une façon toute spéciale. Leurs actions se traduisent par des vertiges, des vomissements, des coliques, des syncopes, une sorte d'ivresse et même quelquefois des mouvements convulsifs, des tremblements nerveux qui peuvent se faire ressentir pendant plusieurs années (Docteur Dompling).

Littré déclare qu'il est très imprudent de donner de l'écorce de racines de grenadier ou de la Pelletiérine aux enfants.

Ces renseignements, puisés dans les annales de médecine, ne sont donc pas une critique de notre part, mais des citations scientifiques contrôlées par l'expérience.

En résumé, il n'est ni avantageux, ni prudent de faire usage de l'écorce de racines de grenadier ni de la pelletiérine qui en est le principe actif.

Kamala.

Le kamala est retiré d'une Euphorbiacée : c'est donc un drastique avec lequel il faut compter très sérieusement, car les Euphorbiacées sont plus ou moins vésicantes.

Le *Rottera tinctoria* qui produit le kamala est surtout employé à la teinture de la soie.

D'après Davaine, il aurait réussi une fois à faire faire un énorme ténia avec la tête, mais en même temps le même auteur avoue naïvement que jamais il n'avait pu retrouver la tête. Donc le kamala est très douteux. Du reste son emploi demande le secours du calomel (ou protochlorure de mercure) et de la fougère. S'il faut ces deux adjuvants dont le premier est inutile sinon dangereux et le second le seul actif, pourquoi ne pas simplifier le remède en supprimant le kamala et le calomel et ne pas s'en tenir à la fougère qui, à elle seule, suffit, si elle est bien utilisée.

Le procès du kamala se trouve donc fait par là même qu'il est douteux, dangereux, insuffisant : *il ne doit donc pas être considéré comme un tœnifuge sérieux.* De plus, comme le croton, il appartient à la famille des euphorbiacées qui ne sont pas tœnifuges mais vésicantes et drastiques, et dès lors ont une action directe sur la muqueuse des viscères et non sur les parasites qui les habitent.

Kousso et Kousséine ou Koussine

C'est le *Brayera anthelmintica* d'Abyssinie, famille des rosacées.

Dans l'empire du négus Ménélick, le ténia est réputé à l'égal d'une divinité ; presque tous les Abyssins en sont atteints et quand ils en sont trop fatigués, ils blessent leurs sentiments religieux en prenant une dose de kousso *frais*. Alors le ténia est expulsé ; bientôt un autre le remplace et ainsi va la mode de se soigner dans cette partie orientale de l'Afrique.

Ailleurs qu'en Abyssinie, les malades sont obligés d'employer le kousso *sec*. Dès lors, il n'a plus la même action, la même certitude de guérison. En plus, il faut absorber une dose considérable de cette poudre dans un volume relativement réduit de liquide ; c'est alors un vrai breuvage, lourd, indigeste, et surtout d'une absorption très difficile et sans certitude de résultat.

D'autres ont essayé le kousso granulé. Il fallait avaler 30 dragées de 5 grammes successivement soit une masse de 150 grammes, très indigeste et d'une déglutition très difficile, puisque chaque dragée de 5 grammes représente, en moyenne, une grosse olive à avaler telle qu'elle. C'est donc plus qu'une pilule, plus qu'une capsule, plus qu'un bol, c'est presque un dé à coudre à avaler et successivement jusqu'à 30 dragées. Les grandes personnes se soumettront difficilement à ce traitement très coûteux, du reste (20 fr.), et très difficultueux, mais il ne faut pas songer à le faire prendre aux enfants.

Cependant, il se trouve des médecins qui conseillent le kousso à des malades qui consentent à l'absorber. L'effet attendu aux prix de tant de sacrifices n'est pas obtenu ; faut-il donc recommencer? Mais, à part les petites bourses, tous les tempéraments ne s'y soumettront pas. C'est donc un vieux remède à mettre au rang des sinécures.

Voyant cet insuccès, certains progressistes ont préconisé le produit actif du kousso, la kousséine ou koussine (Covesi).

Les résultats sont encore douteux jusqu'ici, et à part le prix très élevé du produit, c'est encore une expérience délicate à faire (Badolle).

M. Liotard, un savant confrère, a fait des études spéciales sur le kousso et la kousséine. Nous renvoyons volontiers nos lecteurs intéressés aux travaux de ce chercheur méritant.

Acide phénique.

M. Bill, chirurgien militaire, traite le ténia par l'acide phénique, 4 fois par jour pendant deux jours.

S'il ne réussit pas avec l'acide liquide, il emploi l'acide phénique cristallisé en pilules. Alors le traitement dure 35 heures. Vous voyez d'ici la difficulté du traitement sans garantie du résultat.

Acide salycilique.

Ozegousski traite le ténia par l'acide salycilique. Le traitement en est très difficile, compliqué, prolongé et, malgré les assertions de Wratch, il est permis de douter du résultat complet, sans tenir compte des inconvénients de la dose élevée de l'acide salycilique employée : 4 grammes par jours, précédés ou suivis de 3 doses d'huile de ricin... brrr ! ! !

Semences de Courges.

D'après Hecquel, l'enveloppe verte de l'amande de la courge contiendrait un principe ténifuge (la péporésine), et l'on a calculé que, pour obtenir une dose suffisante de péporésine pour expulser le ténia, il faudrait, pour un adulte, 1 500 graines de courge. Il est facile de comprendre par là, la quantité de matières indigestes qu'il faudrait absorber pour arriver à un résultat. Du reste, à combien reviendrait le travail du mondage des amandes! sans tenir compte du prix d'achat, puisqu'il ne faut que la tunique verte de la semence.

Gaude ou Reseda Luteola.

L'on a voulu ajouter à la série des tœnifuges plus ou moins vraisemblables, la Gaude des teinturiers. Pour ma part, je l'ai essayée plusieurs fois, à titre gracieux et avec la plante fraîche. Je n'ai jamais rien obtenu. Peut-être faudrait-il absorber, comme le kousso, une quantité considérable de la plante pulvérisée et délayée dans de l'eau pour obtenir un résultat.

LA SPÉCIALISATION.

La spécialisation, c'est le progrès qui l'a faite :

L'accroissement de la spécialisation provient surtout de ce que les connaissances médicales se sont accrues à un tel degré qu'il est impossible à une seule intelligence, de les embrasser complètement et surtout de les pratiquer.

(M. Polo, Nantes, 27e session, p. 211.)

Si, d'une part, les spécialistes, de l'autre, les médecins comprennent bien leur rôle, si, tout en restant chacun sur leur terrain ils ne s'isolent pas trop les uns des autres, on pourra dire que la spécialisation est une bonne chose, non seulement pour le corps médical, mais aussi pour le corps pharmaceutique, et surtout pour le malade, ce qui est essentiel.

Je continuerai mes expériences et si le remède est supérieur, le public ténicole en profitera. Jusqu'à présent, les faits et les nombreuses expériences justifient de la supériorité et de l'inocuité de la fougère mâle. C'est pour cela que je me suis occupé plus particulièrement de la fougère mâle, la seule plante dont l'efficacité justifie l'emploi de préférence.

M. Boyer fait cependant remarquer, avec raison, que des doses trop élevées du principe actif de la fougère sont toxiques. J'ai enlevé une partie de ce principe toxique tout en conservant le principe ténicide.

Il faut donc s'en tenir aux doses dont l'expérience a prouvé l'inocuité (1).

Rien n'est poison pris à juste dose.

Tout est poison pris en excès.

L'acide prussique est un poison foudroyant et un remède de puissant secours.

Après un dîner succulent on peut mourir d'une indigestion.

Peu importe les théories douteuses, en pareils cas ; la pratique doit prévaloir, et surtout quand l'expérience justifie de la supériorité d'un produit. La *statistique des hôpitaux accorde la préférence à la fougère mâle,* et la majorité obtenue par cette plante équivaut presque aujourd'hui à l'unanimité des médecins. Comme nous l'avons dit, la supériorité de ce remède consiste dans la préparation de l'extrait éthéré et sa conservation. Tout n'est pas encore là, il importe de récolter la fougère au moment le plus favorable de l'action thérapeutique. Il faut encore tenir compte du milieu où pousse la fougère, car il est constant que l'huile essentielle sera plus active dans les plantes croissant sur les montagnes que celles végétant dans un climat trop chaud. C'est pourquoi je vais moi-même parcourir les Cévennes et récolter la fougère mâle. Je prépare mon extrait moi-même.

Jusqu'ici, j'ai livré de nombreux *Tœnifuges* et je ne sache pas qu'un seul insuccès se soit présenté. La tête du ver est toujours expulsée, et voici comment agit mon remède :

Le *Ténia,* soit *armé,* soit *inerme,* et le *Botriocéphale,* au contact du liquide absorbé, tombent en torpeur ; ils se pelotonnent, et sous l'action auxiliaire, une heure après, d'un léger purgatif, le ver est expulsé en entier, avant qu'il ait eu le temps de se dégourdir et de replanter ses crochets ou ses ventouses.

Peut-être aussi, le ténia craignant la fougère mâle, lâche-t-il prise provisoirement pour laisser passer le remède au pylore et est-il entraîné pendant ce laps de temps, soit par le remède, soit par le purgatif qui suit de près.

Chacun sait que la *fougère mâle est inoffensive,* à dose proportionnelle. Je puis le prouver chaque fois qu'un cas délicat se présentera. Souvent, j'ai donné la dose, toute proportion d'âge gardée, à des enfants depuis 3 mois, jusqu'à des vieillards de

(1) M. Boyer dit avec raison qu'il ne faut pas jouer impunément avec les produits de la fougère mâle ; mais, dans le cas qu'il rapporte, l'huile de fougère mâle était associée à l'extrait de grenadier ou mal préparée. (*Lyon Médical.*)

70 ans, à des femmes enceintes de 7 mois, à des malades atteints de gastralgie, à des phtisiques au 3e degré, jamais je n'ai eu le moindre accident, pas même le moindre reproche.

Le *Tœnifuge Victor Treille* est d'un emploi simple et facile. Il demande la veille une légère collation. Le remède, qui est un liquide équivalent à une cuillerée à bouche, est absorbé le matin, à jeun, d'un seul trait. Le malade reste une heure sans rien prendre, et au bout d'une heure, il prend la dose d'huile de ricin (la valeur d'une bonne cuillerée à bouche) (1) ou une purgation appropriée s'il craint l'huile de ricin ; il suffit de témoigner son désir.

Il est rare que le ver ne soit pas expulsé à la première selle ; il arrive même souvent qu'il sort avant que l'on prenne la purgation, mais il est toujours bon de prendre le purgatif pour compléter l'expulsion, dans le cas où il serait resté dans les intestins quelques anneaux isolés.

Quand le *ténia* est expulsé, on peut manger à volonté.

Il arrive parfois que les tempéraments nerveux éprouvent de la répugnance en prenant ce remède, comme ils font, du reste, pour tout ce qui est médicament ; dans ce cas, pour prévenir les vomissements qui ramèneraient le *Tœnifuge* et feraient manquer le but visé, l'on peut se rincer la bouche avec de l'eau parfumée à l'alcool de menthe et en avaler même quelques gouttes pour combattre les nausées ; un petit verre de champagne, d'absinthe ou de grenadine avec de l'eau (mais après le remède seulement) réussit généralement assez bien, et j'ai vu plusieurs fois l'expulsion du *Ver* suivre de près l'absorption d'un verre d'absinthe, quand le *Tœnifuge* tardait un peu à produire son effet. Un verre de limonade gazeuse peut rendre service en cas de nausées, mais il ne faut pas en abuser. Pas d'élixir, ni de liqueur de la Grande-Chartreuse. On fera bien d'activer les selles par des lavements, car il arrive souvent que les vers se pelotonnent et leur expulsion est dès lors plus longue. En ce cas, on distend les intestins par des lavements ordinaires additionnés d'huile d'olive, de savon ou de glycérine.

Quant à l'huile de ricin, on peut la prendre pure ou avec du café ou dans une infusion de menthe, dans du lait chaud, de la bière, du bouillon gras ou maigre, son rôle étant de vider les intestins en entraînant le ver, qui alors a lâché prise et se trouve engourdi.

---

(1) L'huile de ricin employée à cet usage est d'une pression spéciale.

Beaucoup de personnes disent que si la tête du *Ténia* n'est pas expulsée, il n'y a rien de fait; en effet, car la tête restant, le ver se reproduit et, au bout de 3 mois, il peut avoir atteint jusqu'à 2 ou 3 mètres. Avec le *Tœnifuge Victor Treille, il n'est pas utile de se préoccuper de cet échec ; à la première dose, la tête du Ténia lâche la muqueuse intestinale ; elle se reporte sur les surfaces des cucurbitains où elle reste engourdie.* C'est dans cet état que la purgation surprend le ver et l'expulse, s'il n'est pas déjà parti.

Le Tœnifuge Victor Treille est infaillible, inoffensif et facile à prendre. Le *Ténia* est expulsé en une heure, souvent en moins de temps, sans fatigues, sans douleurs, sans préparation (1).

Quand il faut plus longtemps, c'est quand le ver se roule en peloton ; alors il est bien plus long à sortir et l'expulsion est plus pénible.

Quand on demande le remède Victor Treille il faut toujours avoir la précaution d'indiquer l'âge du malade.

Ce remède est classé par trois numéros : 1, 2 et 3 :

Le n° 1 est pour les enfants jusqu'à 9 ans.

Le n° 2 — de 9 à 17 ans.

Le n° 3 est pour les personnes au-dessus de 17 ans.

Le prix et la manière de prendre sont les mêmes, il n'y a de différence que dans les dosages.

MANIÈRE DE S'EN SERVIR

La veille du jour où l'on veut prendre ce remède, il faut souper très peu. Une eau bouillie au beurre et sans pain est tout ce qu'il faut prendre.

Il importe de ne prendre le soir qu'un bouillon léger et ne rien manger de solide. Bien des personnes pensent bien faire en ne dînant pas. C'est le contraire. Dînez copieusement à midi, pourvu que la collation ne commence que le soir.

(1) Remèdes employés autrefois :

Rhubarbe, corail, quinquina, limaille d'acier, étain râpé, mercure, vitriol de mars.

La fougère est la base d'un remède que le gouvernement avait rendu public, après avoir donné une récompense à son auteur.

Le lendemain, à jeun, avaler le contenu du flacon vert d'un seul trait en buvant au goulot ; il faut préalablement bien agiter le flacon, de façon que les liquides soient bien mélangés.

Avant d'avaler le remède on pourra si l'on veut, se gargariser la bouche pour parfumer le palais avec ce que l'on voudra, pourvu qu'on n'avale rien avant le remède. De cette façon, on ne sentira pas passer le liquide dont cependant le goût n'est pas désagréable.

Pour ceux qui ne craignent pas l'absinthe (mais je ne demande pas qu'on en prenne comme conditions de réussite) je conseille d'en préparer un verre comme on la prend au café ; on en boit la moitié, après avoir avalé le flacon vert, et l'autre moitié après la purgation. Je défends absolument la chartreuse. Mieux vaut l'alcool de menthe ou l'arquebuse, une verrée de grenadine à l'eau ou de limonade gazeuse ; le champagne vaut encore mieux.

Une heure après avoir pris le flacon vert, on prend le flacon d'huile de ricin pure ou dans du café ou dans une infusion de menthe ou de sirop de grenadine avec de l'eau ou gazeuse au siphon, dans du bouillon gras ou du lait chaud, comme l'on veut.

Un bon moyen pour ceux qui peuvent l'employer, c'est de verser d'abord l'huile de ricin dans un verre et d'y faire mousser de la bière. En buvant de suite, on ne s'aperçoit pas de l'huile et l'effet est parfait. L'huile de ricin est fournie avec le remède ; elle est préparée spécialement.

Une heure après avoir pris l'huile de ricin, on peut manger à volonté, le ver est fait.

Les quelques coliques ou fatigues qui suivent sont dues au déplacement provisoire des circonvolutions intestinales provoqué par le passage du ver pendant le trajet de l'expulsion.

Bien souvent les crampes sont le résultat d'un défaut de prendre un potage une heure après la purgation, car il faut toujours déjeuner au moins à midi, après avoir pris le remède.

Certaines personnes craignent l'huile de ricin. Il est bon alors de me prévenir et je remplace l'huile par un autre purgatif approprié à l'usage, poudre facile à prendre dite *Purgation facile*. Toutefois, si l'on vomit la purgation, il faut prendre de suite un autre purgatif approprié à l'état du malade. Pas d'alcalins, pas de biscuits purgatifs.

En prenant la dose tœnifuge, il faut avoir soin de préparer un seau à moitié rempli d'eau et il servira de récipient aux selles.

En tombant dans l'eau les matières fécales se divisent, le ver est retenu dans sa chute et il se brise moins.

Quand les selles sont finies, il faut bien diluer, au moyen d'une baguette, les matières contenues dans le seau, en agitant lentement. Après cela on verse le tout sur une serpillère qui joue le rôle de passoire. Les matières diluées dans le seau passent à travers les mailles du tissu et le ver reste le plus souvent intact. Si la partie filiforme qui aboutit à la tête est coupée, il faut rechercher la partie qui est rompue et la suivre jusqu'au bout : là se trouve la tête appelée scolex ; elle est de la grosseur d'une tête d'épingle métallique et offre des points noirs comme au bout d'un fil.

Il arrive parfois que la partie aboutissant à la tête est coupée ; il faut alors redoubler d'attention et rechercher sur les fils du linge, on arrive à retrouver ce tronçon desséché sur le tissu ; il suffit de l'humecter et de l'enlever pour reconnaître à la loupe les points noirs qui caractérisent cette partie essentielle du ver ; elle est de la grosseur d'une tête d'épingle métallique ou d'un petit grain de millet.

Souvent, au lieu de voir sortir des vers bien nets, on aperçoit seulement des matières gluantes, visqueuses, glaireuses qui se tiennent en masse épaisse. C'est la masse de vers qui a été broyée par le remède, digérée et réduite en compote ou magma indéfinissable ; on aperçoit quelquefois quelques parenchymes des vers qui ont échappé à la décomposition. L'effet est le même, c'est-à-dire complet.

APERÇU DE LA COLLECTION

DES

Vers obtenus par le Remède Victor TREILLE

TOUS AVEC LEUR TÊTE

---

34. Botriocéphale large. — Chez un enfant de 3 ans, 30 décembre 1883.

53. Ténia armé. — Chez une femme de Chazeau, appelée la femme diabolique ; le curé l'avait même exorcisée ; depuis l'expulsion du ver, elle va très bien, 1882.

117. Ténia fenêtré, de Colin. — Chez une femme de 22 ans, rue de la Montat, 1881.

128. Ténia ardoisé. — Chez une fillette de 3 ans, au Chambon, 25 mars 1884.

225. Botriocéphale large. — Chez un homme de 28 ans, rue C.., Saint-Etienne ; longueur 8 mètres, 14 janvier 1885. Ce malade était traité pour phtisie. Il va très bien.

301. Ténia armé. — Chez une jeune femme accouchée de trois mois et nourrissant son enfant. La mère et l'enfant étaient en traitement pour autre chose.

415. Ténia inerme. — Chez un enfant de 20 mois, rue de la Loire, 1881.

614. Ténia inerme. — Chez un enfant de 18 mois, 24 novembre 1882, rue de la Bourse.

789. Ténia du pigeon. — Extrait vivant par autopsie.

887. Ténia armé. — Mesurant 16 mètres, de M. X..., voyageur de l'hôtel du Lion d'Or, St-Etienne, 19 novembre 1885. Ce voyageur avait pris quinze remèdes différents, sans succès. Une seule dose de tœnifuge V. T. a suffi.

990. Ténia armé. — De Mme X,.., rue Neyron, grosse de huit mois, 1886. Succès sans accidents.

926. Ténia armé. — D'un marin revenant de Cochinchine, rue de la P..., Saint-Etienne, 1886.

986. Ténia. — D'un jeune homme de 19 ans, traité pour une gastrite, le 28 février 1886. Guérison.

1018. Ténia inerme. — D'une jeune fille de 18 ans, traitée pour l'épilepsie, 28 février 1886. Guérison.

1161. Botriocéphale large. — D'une jeune dame traitée pour poitrinaire, 15 avril 1886. Guérison.

1204. Ténia ardoisé. — Du 25 juin 1886, chez un sergent revenant de Cochinchine.

1234. Ténia a ventouses. — 29 septembre 1887, chez un enfant de 8 mois, rue Neyron, Saint-Etienne.

1225. 4 Ténias armés avec leurs têtes très visibles. — Obtenus chez un homme de la rue de la Barre, Saint-Etienne, 25 mai 1887.

1363. Ténia fenêtré. — 9 juillet 1887, chez une dame de Saint-Chamond, traitée pour une gastro-entérite.

1358. Ténia armé. — 21 mai 1887, chez une dame traitée au Puy pour la folie. Guérison.

1378. Ténia armé. — 3 septembre 1887, chez un jeune homme de 18 ans, traité pour l'épilepsie. Guérison.

1454. Ténia du chien. — Ces ténias existaient au nombre de quatre; j'ai trouvé quatre têtes, 10 décembre 1887.

1509. Ténia du chien. — Il y en avait 10 dans le même chien.

1517. Ténia inerme. — Chez une dame enceinte de 8 mois. Il n'y a eu aucun accident.

1524. Ténia d'un chien épagneul, de 4 mois.— 8 vers dans le même chien, 15 décembre 1887.

1530. Ascarides lombricoïdes, mâle et femelle, 20 mars 1888, enfant de 12 ans. C'est un spécimen de viviparité bien remarquable.

1607. Ténia inerme. — D'une femme enceinte de 7 mois. Elle prenait souvent des crises épileptiformes, 8 juin 1889. — Guérison.

1623. Ténia inerme. — De Mme X..., Saint-Chamond, traitée pour les rhumatismes, 1er janvier 1889. — Guérison.

1625. Lédoptère intestinal. — D'un enfant de 8 ans, rue Mulatière, Saint-Etienne. Il prenait tous les jours des crises et était traité pour l'épilepsie. Il a été guéri. En un quart d'heure, il a fait ce ver.

1589. Botriocéphale large. — De M. Flotron, Saint-Etienne; rapporté de Genève, M. Flotron a fait, le même jour et à la suite de la même dose de Tœnifuge V. Treille, 6 vers pareils mesurant ensemble 72 mètres.

1665. Ténia armé. — De Mme X..., rue de Champagne. Le docteur D... voulait l'opérer d'une tumeur à l'estomac, elle a fait le ver par la bouche et il n'y a plus eu de tumeur, 25 février 1889.

1678. Fragments de Ténia. — A anneaux continus (phénomène), 18 juin 1889; d'un homme buvant beaucoup d'alcool.

1680. Ténia armé. — D'une jeune fille de 15 ans, traitée pour la danse de Saint-Guy. — Guérison

1768. Ténia armé. — De Mlle X..., à Firminy; on la traitait pour le mal caduc, mai 1888. — Guérison.

1734. Ténia armé. — D'un enfant de 10 ans, prenant des crises tous les mois Saint-Jean-Lyon, 14 janvier 1886. — Guérison.

1869. Ténia armé. 19 juin 1899, d'une autre dame de Saint-Étienne, que le docteur X... voulait opérer d'une tumeur à l'estomac ; elle a fait le ver et est guérie.

1844. Ténia a ventouses. — Manqué trois fois par le major en Cochinchine, deux fois par M. P..,, à Lyon, et une fois à l'hôpital de Saint-Etienne, obtenu dès la première dose du remède Victor Treille, 23 août 1889.

1926. Oxyures vermiculaires.

1951. Ténia armé. — L'enfant avait de fréquentes convulsions. — Guérison.

2010. Tête d'un Ténia, — Restée seule dans le corps d'une jeune dame de Saint-Etienne. Cette personne avait pris plusieurs autres remèdes et toujours la tête restait. Avec une seule dose du remède V. Treille, la tête récalcitrante est venue.

2751. Ténia armé. — De M. Desjardin, artiste du théâtre de Saint-Etienne, obtenu le 28 novembre 1892. Il mesure 90 mètres et pèse 500 grammes (1/2 kil.).

2894. Ténia armé. — Chez un homme de Tence, traité pour les rhumatismes (guéri), 1893.

3125. Ténia inerme. — Chez un cultivateur de La Valla, traité pour l'épilepsie (guéri), 1893.

3175. Ténia inerme. — Chez un enfant de Saint-Just-Malmont, qui pissait au lit (guéri), 1894.

3240. Botriocéphale large. — Chez une dame qui n'a fait que dîner une seule fois à Genève, 1893.

3728. Oxyures vermiculaires. — D'une jeune fille traitée pour l'hystérie.

4358. Ténia inerme. — De Mlle Julie Ch.., à Saint-Bonnet, 1895 ; on la traitait pour la phtisie. Elle est guérie.

4734. Ténia armé. — De M. Armand, de Paris ; ce malade ne faisait que sortir et entrer à l'hôpital pour anémie cérébrale, il a été guéri.

4936. Botriocéphale large. — De M. X..., voyageur, de Saint-Claude (Jura). Des crises aiguës lui tordaient les membres (guéri).

5225. Ténia inerme. — De M. X..., de Lyon ; vomissements fréquents ; vertiges ; il tombait même (guéri).

5335. Ténia inerme. — De Mme Béral, traitée pour l'épilepsie, avec branche de folie, 1896 (guérie).

5936. Botriocéphale large. — De Mme Genevais, qui a habité Genève autrefois, 1896.

6220. Botriocépgale du lac du Bourget, 1887.

6762. Ténia inerme. — De M. Germain, employé au P.-L.-M., 1897 ; ses yeux pleuraient constamment (guéri).

7018. Ténia. — De Mme X..,, négociante à Saint-Etienne, juin 1897, traitée pour la phtisie.

Nota.— La collection de vers obtenus par le remède de V. Treille est très nombreuse et les échantillons bien conservés. Des lettres authentiques, en confirment la provenance.

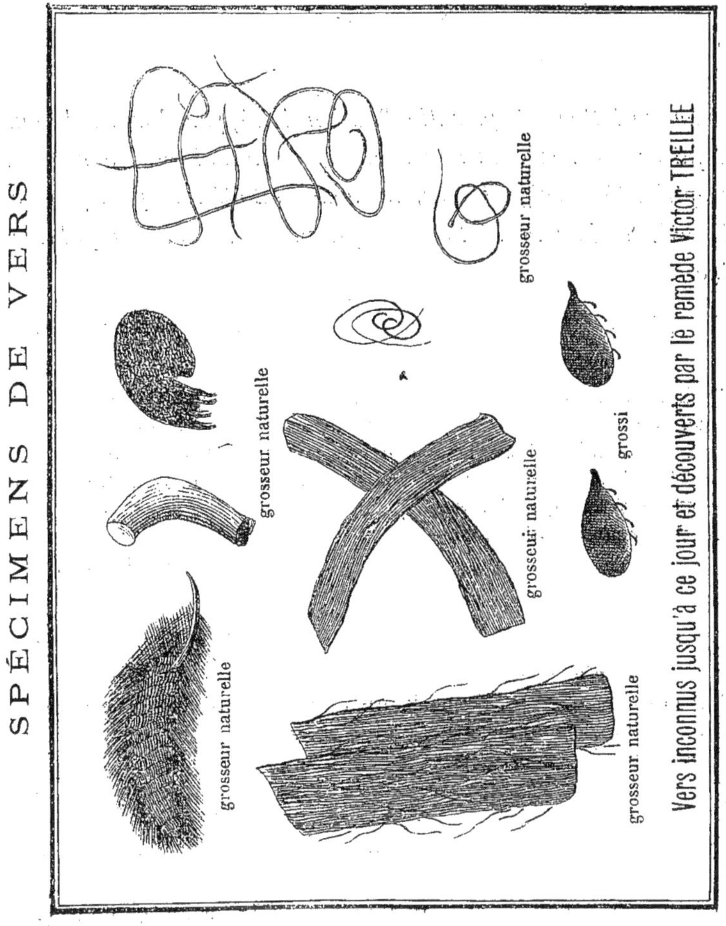

QUELQUES EXTRAITS

DE

Correspondances adressées à M. Victor TREILLE

A PROPOS DE SON TŒNIFUGE

Chaque lettre est garantie d'authenticité, par l'original manuscrit qui est sous cachets aux archives de la maison. Pour éviter la susceptibilité des signataires, les noms ont été tronqués pour cette publicité. Seuls sont réels ceux qui m'ont autorisé à publier la lettre.

Lyon, le 17 octobre 1885.

Monsieur Treille,

Après tous mes essais, je dois reconnaître qu'il n'y a que votre remède d'infaillible. Recevez, avec mes remerciements, mes compliments les plus sincères pour l'auteur d'un remède si précieux pour les personnes atteintes par ces parasites. Croyez, Monsieur, que c'est pour vous un devoir de faire connaître un remède d'une efficacité telle que le vôtre.

J'ai l'honneur, Monsieur, etc.

Mlle Lacour.

Nice, le 7 juillet 1886.

Monsieur Treille,

A mon passage à Saint-Etienne, je pris votre Tœnifuge étant à l'hôtel du Nord, n° 45 ; je fus rapidement débarrassé.

Je vous autorise à publier ce résultat par la carte ci-jointe.

Bottier.
44, rue Masséna, à Nice,
Représentant de la Maison Amara-Blanqui.

Nice, 12 septembre 1887.

Monsieur Treille (Saint-Etienne),

J'ai pris hier votre tœnifuge et j'ai rendu le ver tout entier avec sa tête. Je suis donc bien sûr d'être guéri. Ce n'est pas trop tôt.

Veuillez recevoir mes remerciements les plus sincères pour le service que vous m'avez rendu.

J. Falciol.

Saint-Didier-sur-Riverie, 8 mai 1887.

Monsieur Victor Treille,

J'ai pris hier votre remède contre le ver solitaire et j'ai rendu le ver tout entier avec sa tête. Jugez de mon contentement.

Veuillez recevoir mes remerciements sincères.

LUTHONE.

Saint-Etienne, 18 octobre 1887,

Monsieur,

Comme vous avez une réputation plus que méritée pour le traitement du ver solitaire, je vous prie de donner votre remède à Mlle C. P..., porteur de cette lettre.

Abbé SANGLARDY.

Saint-Etienne, 19 juillet 1887.

Monsieur Victor Treille,

Il y a plus de quinze ans que j'étais atteinte de malaises indéfinissales, de coliques, de maux de cœur, d'agitations nerveuses, d'insomnies, etc.

De plus, j'avais reconnu à plusieurs reprises, dans mes déjections, la présence de vers blancs d'environ un centimètre de long.

J'avais vainement essayé de divers médicaments et je souffrais toujours, quand je prenais, cette semaine, votre vermifuge qu'on m'avait vanté.

Je dois à la vérité de reconnaître que, conformément à votre brochure, ce médicament a complètement réussi, en me délivrant, en deux heures, d'un Ténia long de 7 mètres.

Dès à présent, j'éprouve un soulagement complet et je me fais un devoir de vous remercier, en vous autorisant à faire de ma lettre l'usage qui vous conviendra.

Femme MEYRIEUX.

Saint-Priest-la-Roche, 19 juin 1887,

Cher Oncle et chère Marraine,

..... Il s'agit encore de moi, de ma santé qui n'est pas bonne. Ma mère m'a mené consulter. Il me faut me procurer le *remède qui ne se trouve pas ailleurs que chez Victor Treille.*

J'ai le Ver solitaire ou le Ténia, ce ver qui, jusque-là, a tant causé de ravages chez les personnes qui ont le malheur d'en être atteintes. Or, M. Victor Treille vient de faire la découverte d'un remède souverain qui le détruit en deux heures. Inutile, dit-on, de s'adresser ailleurs qu'à lui : *il est le seul qui le possède tel qu'il le faut.* Pas plus loin qu'hier, nous avons eu les preuves de son efficacité chez un petit jeune homme, qui était fatigué depuis longtemps par une mauvaise colique. Il a pris le remède et il est débarrassé. Ayant grande envie d'en guérir aussi, je vous saurais gré d'aller prendre le remède le plus tôt possible chez M. Victor Treille et de me l'adresser de suite par la poste. Le prix est de 10 francs et avec cela il y a une brochure faite par M. Treille qui explique beaucoup de choses, etc., etc. (*Lettre authentique et signature légalisée.*)

M. L. BELLACLA.

Meys, 5 mai 1887.

M. Victor Treille, pharmacien,
51, rue de Lyon, Saint-Etienne,

J'ai pris votre remède contre le ver solitaire et de suite j'ai été débarrassée sans souffrances. Depuis vingt ans je cherchais à me guérir ; enfin, je suis heureuse et ne saurais assez vous remercier.

En effet, nous ne saurions trop propager les remèdes de cette nature, c'est un devoir humanitaire. Combien d'idiots, d'épileptiques, de névrosés, etc., etc., seraient peut-être guéris si l'on traitait et expulsait de chez eux le ver solitaire ou ténia ! On peut toujours l'essayer, il est inoffensif et facile à prendre. En une heure, on peut être fixé, le prix n'est que de 10 francs et par la poste 11 francs. Lequel des nombreux malades guéris par ce remède regrette ses 10 francs ? Si l'on est sûr de l'existence du ténia, M. Victor Treille garantit son remède et l'expulsion du ver avec sa tête.

C. Cottori.

Saint-Etienne, 10 novembre 1887.

Je remercie Monsieur Victor Treille, pharmacien, de son *remède contre le ver solitaire* et je le prie, au nom de l'humanité, de se servir de mon nom et adresse pour justifier de l'efficacité de son remède.

Robert, voyageur.

ATTESTATION. — C'est avec plaisir que je reconnais que le Tœnifuge Victor Treille, pharmacien, m'a expulsé du corps six vers botriocéphales ayant tous leur tête et d'une seule fois, chaque ver d'une seule pièce et la tête bien distincte. Chaque ver mesurait en moyenne de 8 à 11 mètres.

Flotron.

Lyon, 17 octobre 1889.

Monsieur Treille,

J'ai pris le remède contre le ténia le 3 septembre dernier. Je suis heureux de vous donner le résultat obtenu.

J'ai pris le remède à 6 heures et le ver est vite venu ; la tête tenait à un fragment du corps, long de 5 centimètres.

Je vous remercie de votre bon procédé et du remède que je prônerai à tous ceux à qui j'en parlerai et surtout aux personnes atteintes du ténia.

C. Jourlain.

Viverols, 10 janvier 1889.

Monsieur Treille,

Il y a longtemps que j'ai entendu parler de votre remède contre le ver solitaire. Je suis atteint de cette affreuse maladie, j'ai essayé tous les remèdes connus jusqu'à ce jour, à part le vôtre. J'ai pris de l'écorce de grenadier, les globules de

Secrétan, le Tœnifuge Limousin, les graines de citrouilles, la Pelletiérine, le Kousso, le Calomelas, rien n'a pu me débarrasser. J'ai éprouvé tant de malaises par ce géant des parasites que je me suis fait docteur sur cette maladie.

Si votre remède me réussit, votre maison sera un véritable but de pélerinage pour les gens de nos pays où le *Ténia* est très fréquent.

Ce ver détruit l'homme peu à peu, le rend incapable de supporter les travaux. Je suis malade de voir la médecine ne pas comprendre ce genre de maladie.

(Le Ténia a été expulsé et le malade guéri.)

GAYET.

Schuiggui (Tunisie), 15 mai 1889.

Mon cher Monsieur Treille,

Soyez assez bon de m'expédier par la poste de suite votre remède pour le ténia, pareil à celui que vous m'avez fait prendre en 1881, à mon retour de Cochinchine

Un de mes amis se trouve ici dans le même cas et veut se débarrasser comme moi.

BOURGIN.

Domaine de Schuiggi.

Saint-Germain-Laval, 19 juin 1889.

Monsieur V. Treille,

J'ai demandé votre Tœnifuge. Depuis trois jours mon enfant dort très bien. Il a fait un ver de 15 millimètres de long. C'est une anguillule femelle.

Je n'ai qu'à bien vous remercier et à garder un bon souvenir...

Jules LAURENT.

Notre-Dame-de-Boisset, 14 mars 1888.

Monsieur Treille,

Je vous écris de la part de M. D..., curé à Saint-P. L. R..., pour que vous m'envoyez votre remède contre les vers. Mon enfant a 8 ans. Depuis trois ans elle est atteinte des vers ; elle en a fait par la bouche, et cela presque tous les mois. (L'enfant a fait 116 ascarides après ce remède.)

Veuve PRESLE.

Monsieur Victor Treille,

Votre belle découverte ne doit être ignorée de personne ; je dirai à tous ce que j'ai vu de mes yeux.

MEYRIEUX.

Lyon, le 28 mai 1888.

Monsieur Victor Treille,

J'ai réussi à expulser mon ver solitaire par votre excellent remède. Je vous envoie le ver que vous joindrez à votre collection si vous le jugez à propos.

Je vous autorise à publier ce nouveau succès, afin que tous ceux qui sont comme j'ai été profitent de mon attestation.

David Jean-Joseph,
rue du Creusot, Lyon.

Seiches, 18 décembre 1888.

Monsieur Treille,

Veuillez m'envoyer votre remède contre le ver solitaire. Le premier que je vous demandais, il y a un an, a produit un bon effet. C'est pour une autre personne, cette fois.

Sœur Saint-Tiburce.

Saint-Just-Malmont, 13 février 1889.

Monsieur Victor Treille,

Sachant que votre remède a guéri plusieurs personnes de ma connaissance du ver solitaire, je vous prie de me l'envoyer avec le livre.

M. Faure.

Sainte-Colombe-sur-Guète, 21 mai 1889.

Monsieur,

J'ai appris par ceux qui ont usé de vos remèdes qu'ils avaient été très satisfaits. M. G... a pris votre Tœnifuge et il a été guéri. Je vous prierai de m'envoyer le même remède. Je veux sssayer de me contenter. J'ai tout essayé, et comme votre remède ne fait pas mal, je veux en avoir le cœur net.

M. Renaud.

Saint-Rambert-de-Lattey, 12 juillet 1859.

Monsieur,

La personne pour qui vous avez envoyé vos deux derniers Tœnifuges a rendu deux vers mesurant 5 à 6 mètres.

La S^re des Religieuses de St-Rambert-de-Lattey (Maine-et-Loire).

Davézieux, 20 septembre 1889.

Monsieur Victor Treille,

Je viens de la part d'une dame d'Annonay qui avait une petite fille qui était atteinte du ver solitaire. Vous l'avez parfaitement guérie. J'ai un petit garçon de 28 mois atteint du même ver. Veuillez m'envoyer votre remède. Ci-joint 11 francs.

Louis Robiede.

Schuiggui, 23 octobre 1889.

Monsieur,

Notre maître-maçon a aussi le ver solitaire, et comme le remède que vous m'avez déjà envoyé pour M. X... a très bien réussi, je vous prie de m'en envoyer un pareil.

Fest.

Ambert (Puy-de-Dôme, 18 novembre 1889.

Monsieur Treille,

Je viens vous remercier mille fois, car nous sommes vraiment contents de voir la manière dont ça a agi. Mardi, à 6 heures 3/4, le ver était fait avec la tête. Je regrette beaucoup de ne l'avoir su plus tôt, car il y a cinq ans que le jeune homme est malade et nous avions fait tous les remèdes que nos médecins nous avaient ordonnés, etc.

QUIQUANDON-MACCARDIER.

Ambert, 28 novembre 1889.

Monsieur,

Merci de votre Tœnifuge, mille fois merci. Nous sommes réellement contents de la façon dont le remède a agi. Notre malade a pris le remède à 6 heures et à 6 h. 3/4 le ver était fait avec sa tête. Il y a cinq ans que notre malade avait ce ténia et nous avions épuisé tous les remèdes des médecins. Merci.

MARGUERITE.

Givors, 12 décembre 1889.

Monsieur Victor Treille,

Plusieurs personnes de Givors ayant employé avec succès votre Tœnifuge, je suis engagé à vous le demander aussi. Il parait que c'est ce qu'on appelle le Ver bourru ; en effet, la malade en fait des petits morceaux qui ont des poils. Nous avons essayé deux fois le kousso et une foule d'autres remèdes, aucun n'a réussi. Nous comptons sur le vôtre.

ROUXEL.

Villemontais, 27 janvier 1890.

Monsieur,

Après une longue période de souffrances et plusieurs traitements au sujet du ver solitaire, le hasard m'est venu en aide. Un Monsieur de Saint-Germain-Laval m'a affirmé qu'il avait été radicalement guéri par votre Tœnifuge. A l'instant, je vous envoie 11 francs en mandat-poste ; envoyez-moi vite ce remède merveilleux et croyez en mes remerciements anticipés.

DUPLEY.

Moidieu (Isère), 30 janvier 1890.

Monsieur,

Il y a cinq ans, j'ai fait prendre votre remède contre le ténia, il a très bien réussi; aujourd'hui, je veux le faire connaitre à mon beau-frère, qui est comme j'étais alors. Veuillez me l'envoyer contre le mandat inclus de 11 francs.

B. PERRIN.

Roanne, 16 juillet 1890.

Monsieur.

M. Pl.., rue Coutarot, qui était considéré comme perdu, se trouve, grâce à votre remède contre le Ténia, remis sur pied à la grande joie de lui-même, de sa femme et de tous ses amis. Depuis hier il a repris son travail qu'il avait quitté depuis longtemps et ne pensait guère le reprendre; plus il employait des remèdes, plus il s'anéantissait. Il a maintenant bon appétit, digère bien, dort assez bien.

Mille remerciements.

NORBERT.

Hospice de Bourg-Argental, 22 juillet 1890.

Monsieur,

Je vous envoie 20 francs par M. Marsot pour que vous me remettiez deux Tœnifuges Victor Treille.

J'ai entendu parler avantageusement de votre remède et je veux le faire prendre à mes malades.

Sœur de l'Hospice.

Arlarne, 9 août 1890.

Monsieur,

Je viens vous annoncer un succès de plus. Ma fille vient de se débarrasser du ver solitaire. Son état nous inquiétait beaucoup. Aussi, Monsieur Treille, je vous prie de croire à ma reconnaissance. Le remède a opéré tel que vous l'annonciez dans votre livre. Nous avons obtenu un ver de 10 mètres de long et la tête est très visible à l'œil nu.

Enfin, je vous remercie et vous prie de croire à ma profonde reconnaissance.

J, BOULIN.

Toulon, 31 janvier 1891.

Monsieur,

Depuis 3 à 4 mois, je souffrais sans savoir ce que j'avais et les médecins pas mieux que moi. Il y a huit jours, j'ai aperçu des anneaux de ver solitaire dans mes selles. J'allais aux renseignements pour expulser ce ver, quand le hasard m'a fait trouver en compagnie de Mme M..., de Toulon, qui avait pris votre remède en 1886 et avait été vite guérie. Alors, je me hâte de vous envoyer 11 francs pour que vous me guérissiez aussi bien vite.

Femme PICCOLI.

Paris, 6 juillet 1891.

Monsieur,

Le soussigné, M... gardien de la paix, à Paris, vient vous prier de lui envoyer votre bon remède, reconnu si efficace contre le Ténia.

C'est un de mes collègues guéri par vous qui m'a donné votre adresse. Depuis 8 ans je souffre et parfois j'ai envie de me tuer. Envoyez-le moi vite. Ci-inclus 11 francs, et je ne les regretterai pas, car j'ai dépensé déjà 200 francs à droite ou à gauche.

MARCHAND.

Nice, 28 octobre 1891.

Monsieur et honoré confrère,

J'ai l'honneur de vous adresser, avec mes remerciements, un mandat-poste de 11 francs, inclus.

Deux heures après l'absorption du remède, le Ver était fait et mon fils délivré.

Le Kousso avait échoué.

Merci, merci.

HUREN,
Directeur de l'Institut botanique de Nice.

Soliers, 4 mars 1892.

Monsieur et honoré confrère,

Votre dernier envoi a parfaitement répondu à mon attente ; c'est-à-dire que l'expulsion s'est produite selon vos indications.

Veuillez donc m'en expédier un autre pour un autre client.

Bien à vous. ANGELY.

Tunis, 25 mars 1892.

Monsieur,

Vous avez m'a-t-on dit, un infaillible et inoffensif remède contre les vers.

Veuillez me l'adresser contre un mandat ci-inclus de 11 francs.

DUPUY.

Ambert, 27 mars 1892.

Monsieur Victor Treille (Saint-Etienne),

Nos sincères remerciements et félicitations pour votre *Tœnifuge* qui a parfaitement réussi. Deux heures après l'avoir pris, un ténia inerme, avec la tête, était rendu.

Voici le deuxième succès obtenu, en peu de temps, par votre précieux remède pour deux de mes enfants.

Recevez, Monsieur, l'expression de ma profonde gratitude.

BEYSSERIASTA.

La Pacaudière, 28 mars 1892.

Monsieur,

Je vous fais mes félicitations pour votre remède contre le *Ténia*. Je l'ai fait 3/4 d'heure après l'avoir pris.

Maintenant je dors tranquille ; mon appétit est régulier et j'ai repris mon activité d'autrefois.

Recevez, etc.

BARDETO.

Annonay, 4 avril 1892.

Monsieur Victor Treille,

Le remède pour le Ver solitaire que vous avez envoyé à Mme Valentini a très bien réussi. J'ai été vite débarrassé. Il y avait deux têtes. Le volume de l'animal remplit un demi-litre. Je le conserve pour le montrer à qui voudra.

Veuillez agréer.

L. VALENTINI.

Sainte-Catherine (Rhône), le 4 mai 1892,

Monsieur Victor Treille,

Voyant le résultat obtenu par votre remède contre le Ténia, je m'empresse de vous adresser mes félicitations. Ma femme a fait le ver avec sa tête, après 40 minutes, il y a 7 ans qu'elle en souffrait et elle avait déjà bien pris d'autres remèdes de Lyon et de Paris, conseillés par les médecins, et cela sans résultat.

D'ELGRAND.

Saint-Jean-de-Maurienne, 2 octobre 1892.

Monsieur Victor Treille,

Je regrette de n'avoir pas connu plus tôt votre remède infaillible contre le Ver solitaire, J'ai tout essayé.

La sœur de la pharmacie de Saint-Jean m'a dit que votre remède était immanquable. Ci-joint 11 francs.

Votre serviteur.

VERRIÈRE.

Epernay, 1er novembre 1892.

Monsieur,

J'ai pris votre Tœnifuge selon vos indications.

J'ai rendu le Ver avec sa tête au bout de 3/4 d'heure.

Recevez, etc.

CORCIVONE.

Saint-Etienne, 25 février 1893.

Je soussigné Dujardin (Firmin), artiste attaché au théâtre de Saint-Etienne (Loire), déclare avoir été délivré d'un ver solitaire (ténia et sa tête) pesant 500 grammes et mesurant 90 mètres de long, et par une seule dose du Tœnifuge Victor Treille, pharmacien à Saint-Étienne. en l'espace de deux heures, le 28 novembre 1892.

F. Dujardin.

Vu pour la légalisation de la signature de M. Dujardin.

Pour le maire de Saint-Etienne le 27 février 1893.
L'adjoint : Chazelle.

Bourg, 11 mai 1893.

Monsieur,

Je suis heureux de vous dire que votre Tœnifuge a très bien réussi.

La tête du ver avait beaucoup d'analogie avec celle du n° 15 de votre catalogue.

Trois médecins avaient abandonné ce pauvre enfant, après l'avoir traité pour plusieurs maladies, etc., etc.

Fr. Onésime.

Montvicq, 23 mai 1893.

Monsieur,

Merci de votre remède. Le ver est sorti avec la tête, de suite après la prise du remède.

Envoyez-m'en un autre flacon pour un camarade.

Bien à vous.

Durantin.

Montvicq, 30 mai 1893.

Monsieur Treille,

Le remède que vous avez envoyé à M. Durantin pour mon ver, a très bien réussi. En deux heures, j'ai été débarrassé.

Recevez, etc.

Forichon.

Août 1893.

Monsieur,

Votre remède contre le ténia a très bien réussi.

Mes félicitations.

A. Journel,
Commis principal des douanes et régie de l'Indo-Chine.

Roanne, 9 octobre 1893.

Monsieur Treille,

Au mois de juin dernier, j'ai fait le ver solitaire par l'emploi de votre *Tœnifuge*, J'ai été débarrassé à la première selle.

Je vous en remercie et je regrette de ne pouvoir le faire de vive voix auprès de vous.

Veuillez m'en envoyer un pareil pour une femme amie, de 35 ans.

Vous pouvez faire de ma lettre ce que vous voudrez, je suis trop heureux d'être débarrassé, car depuis peut-être plus de dix ans j'étais malade. Les médecins m'ont envoyé à Vichy plusieurs saisons et j'étais toujours à souffrir de plus en plus fort.

Merci mille fois.

R. Dubuis.

Salins (Jura), 7 décembre 1893.

Monsieur et honoré confrère,

Le succès a répondu à l'attente. L'expulsion de ce cestoïde (scolex compris) s'est effectué en moint de deux heures.

Mes félicitations personnelles jointes à celles de mon client, etc.

Veuillez agréer, etc.

Angély, pharmacien.

Noirétable, le 23 janvier 1894.

La présente est pour vous prévenir que votre remède a parfaitement réussi à me faire faire le ver solitaire avec sa tête.

B. Signerin.

Cannes, 2 février 1894.

Monsieur Treille,

Vous avez guéri mon mari du ver solitaire.

Je suis atteinte du même mal. Envoyez-moi le remède. Ci-joint un mandat-poste de 11 francs.

Femme Boulard.

Le Vernet, 10 février 1894.

Monsieur Treille,

Ayant appris que vous aviez un remède infaillible contre le ver solitaire, je vous prie de vite me l'envoyer contre le mandat de 11 francs qui est dans ma lettre.

Je suis malade depuis dix ans et j'ai été traité pour toutes espèces de maladies et surtout pour les rhumatismes.

J'ai appris hier qu'un malade comme moi avait été guéri par votre remède contre les vers. Je veux aussi le prendre, car je suis las de prendre tant de drogues sans résultat et surtout de tant souffrir.

Merci d'avance.

Praynat,

La Londi, 19 février 1894.

Voici deux mandats-poste de 11 francs chacun, pour deux Tœnifuges que je veux faire prendre à deux amis.

Quant à moi, depuis que je suis débarrassé, je n'ai plus rien ressenti.

Berthier.

Condat, 3 avril 1894.

Monsieur Treille,

Je viens d'apprendre que vous aviez guéri deux enfants du ver solitaire dans le pays et qu'ils sont parfaitement guéris. Je m'adresse à vous en toute confiance pour mon fils qui a 13 ans.

Il est malade depuis cinq ans. Maintenant il prend trois à quatre crises par jour.

Vous avez aussi, dernièrement, guéri un enfant à Ariane ; guérissez vite le mien, je vous en serai on ne peut plus reconnaissant.

C. Cordier.

Marseille, 28 avril 1894.

Monsieur Treille,

Ayant fait usage avec succès de votre remède pour le Ténia, à Saint-Etienne, je vous prie de m'en adresser un pareil pour mes amis.

Bascoul.

Saint-Michel (Savoie), 3 juin 1894.

Monsieur Treille,

Voyant le résultat que j'ai obtenu par votre remède contre le Ténia, je m'empresse de vous adresser mes félicitations. J'ai fait le ver avec sa tête en une heure, il avait 10 mètres de long.

Je vous prie de m'envoyer deux remèdes pareils pour deux membres de ma famille qui, ayant vu l'efficacité de votre Tœnifuge, veulent aussi se guérir.

Votre respectueux, etc.

R. P. Bonenfant.

Marseille, 6 septembre 1894.

M. V. Treille,

Veuillez expédier contre le mandat ci-inclus, votre remède contre le ver solitaire, à l'adresse de Regien Foy, etc...

Puisse-t-il réussir aussi bien que pour moi, Merci, merci.

Fayet.

Voreppe, 12 mars 1895.

Monsieur V. Treille,

Je viens vous remercier pour la guérison complète de mon fils qui avait le Ténia. Vous lui avez envoyé votre remède à Paris, rue Weber, 11. En deux heures il a fait le ver et il est maintenant parfaitement guéri.

TERPAUT.

Lozanne.

Monsieur V. Treille.

Le Tœnifuge que vous m'avez fait parvenir il y a quelques jours a parfaitement réussi, j'ai eu la tête. Je vous remercie donc sincèrement.

Veuillez envoyer le pareil, contre ce mandat de 11 francs, à M. D., charcutier à Lozanne.

BOSHONE.

Bézenet, 14 mai 1895.

Monsieur V. Treille,

J'ai le plaisir de vous annoncer que votre dose Tœnifuge, que j'ai employée dimanche dernier, a parfaitement réussi et sans souffrances.

RIGAULT.

Saint-Priest-la-Roche, 16 mai 1895.

Monsieur Treille,

Veuillez m'envoyer votre remède contre le ver solitaire pour ma femme.

Je suis certain de ses effets, car l'année dernière je l'ai pris, et au bout d'une heure j'ai fait 13 mètres du ver, et le principal, la tête y était. Ci-joint 11 francs en un mandat-poste.

ROUXEL.

Bordeaux, 3 juin 1895.

J'avais le ver solitaire, j'ai essayé les capsules diverses, la Pelletiérine, la graine de courge, etc., et je ne pouvais pas arriver à avoir la tête du ver. J'ai fait venir votre remède et à la première dose je l'ai eu. Je reconnais donc votre produit supérieur à tous les autres.

VALADE.

Roanne, 16 juin 1895.

Monsieur V. Treille.

Je suis resté deux mois à l'hôpital comme paralysé. J'y étais traité comme rhumatisant. on m'a indiqué votre remède contre le ver solitaire. Je l'ai fait venir, j'ai fait un ver énorme. Le lendemain, je sortais de l'hôpital tout à fait guéri.

ACCHARRIS.

Doyet, 2 juillet 1895.

Monsieur V. Treille,

J'ai tardé à vous remercier, je ne pouvais croire que je ferais le ver sans souffrances et sans maladie, mais je vois maintenant que rien n'est à craindre. Je suis débarrassé du ver et je me porte admirablement. Aussi, j'engage les personnes atteintes du ver solitaire, de ne pas essayer d'autres remèdes que le vôtre, car il est sûr, ne fait pas souffrir, et c'est vite fait.

A. Guillot.

Rennes, 4 juillet 1895.

Merci, mille fois merci. Je suis donc enfin délivrée. J'ai tant souffert, j'avais tant essayé de remèdes. Encore une fois merci.

Veuve Jordan.

Saint-Etienne, 15 juillet 1899.

Je, soussigné, déclare avoir été débarrassé du ver solitaire par une seule dose du remède Victor Treille. La tête est sortie et était très visible. Le ver mesurait 52 mètres.

Ravaux.

Panoul (Dordogne), 30 juillet 1895.

Monsieur V. Treille,

Je vous remercie de votre excellent remède contre le ver solitaire. Il est en effet bien infaillible et facile à prendre.

Faccinard.

Angoulême, 9 août 1895.

J'avais pris, à Clermont-Ferrand, trois remèdes contre les vers. J'étais toujours fatigué. Mon capitaine m'a conseillé votre remède. Il a parfaitement réussi.

Verret, brigadier d'artillerie.

Epinal, 15 septembre 1895.

Monsieur Treille, en m'envoyant votre remède contre le ver solitaire, vous m'avez guéri. Je ne sens plus rien; ça été vite fait et je n'ai pas souffert. Merci.

Dornat.

Bourges, 15 décembre 1895.

Merci, vous m'avez délivré lestement et sans fatigues d'un hôte bien gênant. En une heure tout était fait.

Tonnétieux.

Saint-Chamond, 9 octobre 1895.

Monsieur,

Permettez-moi de vous remercier bien vivement pour votre remède contre le ver solitaire. J'en étais atteint depuis longtemps et j'en souffrais beaucoup. Une heure après votre Tœnifuge, j'ai été complètement soulagé; le ver mesurait 12 mètres.

BRIGNAIS.

Mustapha, 25 octobre 1895.

D'après les renseignements fournis par des amis, j'ai pris votre remède et j'ai été de suite débarrassé du ver solitaire. J'avais déjà pris la Pelletiérine et la graine de courge, le Kousso et le Kava, etc., etc., le ver était brisé, et je n'ai obtenu la tête qu'avec votre remède.

E. MOULIN.

Tokio (Japon), 12 février 1897.

Monsieur Treille,

Un de nos pères a pris votre remède en passant en France et il a été guéri. Veuillez m'envoyer le pareil. Ci-inclus 11 francs.

VIGIOU, missionnaire.

Buenos-Ayres, 12 février 1897.

Votre Tœnifuge fait merveille ici. Envoyez-m'en 30 flacons de suite.

JACOWD,
rue Transwall, 114.

La Pacaudière, 12 mars 1897.

J'ai été très satisfait de vos remèdes contre les vers, et ne puis que vous en remercier.

DIONNET.

Romans (Drôme), 15 avril 1897.

Après bien des remèdes de toute espèce, je ne réussissais pas à me guérir des vers, des crises et des accidents divers que l'on traitait pour de l'épilepsie.

J'ai pris votre remède et j'ai fait de longs vers, je ne prends plus de crises depuis, je n'ai plus de malaises.

FAYANNOT.

Langres, 2 mai 1897.

Après plusieurs essais d'autres remèdes, je n'étais pas débarrassé. J'ai pris le vôtre et j'ai fait le ver solitaire tout entier avec sa tête. Merci, merci.

MONNET.
Officier d'artillerie.

Naples, 15 mai 1897.

Envoyez-moi 25 Tœnifuges Treille. Il réussit très bien chez mes clients, et on le préfère à tous les autres remèdes contre le ver solitaire.

PASCALI.

Midon, 6 juin 1897.

C'est avec une grande satisfaction pour moi que je viens vous annoncer le résultat de votre remède. Ma femme a été débarrassée en moins d'une heure, du ver solitaire qui la rongeait depuis si longtemps.

RAGET.

Romans, 14 juin 1897.

En automne dernier, j'ai pris votre remède contre le ver solitaire. J'ai voulu attendre, avant de vous donner le résultat, de voir si les symptômes, les malaises, enfin si le ver avait disparu.

Eh bien, aujourd'hui, je puis vous dire que je suis guéri. Tout a disparu.

Merci donc bien sincèrement. Envoyez-moi, contre le mandat-poste de 22 francs ci-inclus, deux doses pour des personnes à qui je m'intéresse.

Bien à vous.

ARMAND.

Romans, 17 juin 1897.

J'ai pris votre remède il y a un an; j'avais le ver solitaire. Je ne vis rien dans les selles de bien caractéristique, mais je suis obligé de reconnaître aujourd'hui que votre remède a fait son effet, puisque je ne fais plus d'anneaux et que je vais très bien depuis.

DUCRET.

Annonay 29 juin 1897.

Monsieur,

Merci de votre remède. Le ver est sorti de suite après la dose et avec sa tête. Envoyez m'en un second pour un ami.

Ant. SABOT.

Annonay, 19 août 1897.

Monsieur.

Nous avons une grande joie à vous annoncer. Ma fille est, cette fois, bien débarrassée du ver solitaire par votre remède. Nous serons donc tranquilles maintenant, grâce à vous.

GAY.

Saint-Joseph-de-Rivière, 27 octobre 1897.

Monsieur Treille,

Merci de votre remède ; le ver est sorti avec sa tête en moins de deux heures. Envoyez-m'en un autre pour une voisine. Ci-inclus un mandat de 11 francs.

BAYARD.

Je soussigné, Chassagne (Joseph), 20, rue du Midi, Lyon, certifie que ma fille, âgée de 10 ans, étant atteinte du ver solitaire, a été radicalement guérie et rapidement par le remède de M. Victor Treille, de Saint-Etienne, à qui j'adresse mes remerciements.

J. Chassagne.

Vu pour la légalisation de la signature apposée ci-dessus par M. Chassagne :
« Villeurbanne, 7 février 1898. *Le Maire,*
(Ci le timbre de la Mairie). Signé : FAYS.

La Pacaudière, 15 mars 1898.

Monsieur Treille,

Il me reste a vous exprimer ma satisfaction complète. Deux heures après la dose, un ténia inerme de 5 à 6 mètres est sorti avec la tête.

A l'occasion, je ne manquerai pas de prescrire un remède dont j'ai si bien reconnu la supériorité.

Docteur Rollon.

Montmarcoud, 26 février.

Il y a 5 ou 6 ans, vous avez débarrassé mon frère du ver solitaire. Je viens vous demander, à mon tour, votre remède. Ci-inclus 11 francs.

Cognet.

Le 20 avril 1898.

Cher Monsieur Treille,

J'ai pris votre remède hier matin : deux heures à peine après, j'ai expulsé cinq mètres de botriocéphale et je vous envoie la tête. Je ne saurais trop vous dire combien je suis heureux que mon frère m'ait indiqué votre remède. Voilà plus de quinze ans que je souffrais sans que les médecins les plus distingués, les Bucquoy, les Huchard, les Dieulafoy, pour ne citer que trois membres de l'Académie de médecine, aient pu découvrir la cause de mes malaises : teint fatigué, yeux boursouflés, énervement, toux sans la moindre trace de rhume ni de bronchite, et surtout diarrhées brusques, accompagnées de coliques et suivies de constipation.

La brochure que vous avez eu l'amabilité de m'envoyer est le résultat précieux de l'expérience ; j'ai pu contrôler par moi-même toute sa médication relative au botriocéphale, et j'en admire la justesse et la précision. Quant à la Pelletiérine, dont j'ai pris deux doses en deux mois, elle m'a fait évacuer le ver sans amener la tête et m'a laissé un tremblement nerveux dont je ne suis point encore débarrassé.

Je vous suis donc profondément reconnaissant de votre envoi et vous autorise pleinement à faire de ma lettre l'usage que vous voudrez. Votre remède n'aura jamais assez de publicité.

Croyez, cher Monsieur, à tous mes remerciements.

A. S.,.
Procureur de la République à C...

Metz, 12 mai 1898.

Monsieur,

D'après les recommandations de mon ami Godard, veuillez m'adresser votre remède contre le ver solitaire. Depuis deux ans, j'ai pris des quantités de remèdes et rien ne m'a fait. On me dit le vôtre supérieur et radical.

Varuekh.

Bessamorel, 27 mai 1898.

Monsieur,

Il y a un an, j'ai pris votre remède contre le Ténia ; il a très bien réussi. Envoyez-m'en un pareil pour mon voisin, qui est comme j'étais. Ci-inclus 11 fr.

BARRET,

Arbois (Jura), 12 juillet 1898.

Monsieur,

Une de mes amies qui me voit toujours malade, employer toutes espèces de remèdes, me dit avoir eu les mêmes malaises et avoir été débarrassée par votre Tœnifuge. Envoyez-le moi donc vite contre ce mandat de 11 francs.

Bien à vous. BEAUREGARD.

Chalon-sur-Saône, 30 septembre 1898.

Monsieur Victor Treille,

Je viens de la part de Mme Lorauge, qui avait une petite fille de 6 ans, atteinte du ver solitaire et que vous avez parfaitement guérie.

Je suis atteinte du même ver. Veuillez m'envoyer votre remède. Ci-inclus un mandat-poste de 11 francs. ROSINE.

Saint-Joseph, 17 octobre 1898.

Monsieur Treille,

Depuis que j'ai pris votre remède, ça n'a fait qu'un bruit dans la commune,
Envoyez-m'en un second pour une personne qui est comme moi.

Bien à vous. BUISSON.

P.-S. — J'ai fait le ver en moins d'un quart d'heure. Aussi, je m'empresse de vous remercier et de vous féliciter.

Grenoble, 9 novembre 1898.

Monsieur,

Comme j'ai appris que votre remède était infaillible contre les vers, car on m'a cité le cas de plusieurs personnes qu'aucun remède n'avait pu guérir et votre remède les a débarrassées complètement.

Ci-joint un mandat de 11 francs pour recevoir le précieux remède.

Ludovic SAUVAGEOT.

Annonay, 19 décembre 1898.

M. V. Treille,

Pour la deuxième fois je m'adresse à votre remède que nous reconnaissons comme très efficace, à la suite du grand service que vous nous avez rendu l'année dernière en débarrassant ma fillette du ver solitaire. Depuis cette expulsion, elle va à merveille, grâce à vous. Maintenant il s'agit de moi. Envoyez-moi votre remède, je veux le prendre.

Recevez. Marie GERCI.

Briançon, 9 mai 1899.

Monsieur Treille,

Je suis heureux de pouvoir vous dire que votre *Tœnifuge* n'est ni plus ni moins que merveilleux. J'avais en effet pris de la Pelletiérine, toujours sans succès complet, c'est-à-dire que je rendais bien quelques mètres du ver, mais jamais la tête. Avec votre remède j'ai été débarrassé en une heure, sans vertiges, ni troubles de la vue, comme avec la Pelletiérine.

Merci beaucoup. Encore une fois, merci.

VIOLOT.

Chovel, 15 juillet 1899.

Monsieur,

Mon mari vient de prendre votre remède contre le ténia, il a parfaitement réussi. En effet, il est infaillible; en une heure tout était fini ; il remplissait un demi-litre et la tête était très visible.

A deux reprises les médecins avaient abandonné mon cher malade, ayant essayé des remèdes qui ne pouvaient avoir la tête du ver.

Veuillez, etc.

CHABRILLAT.

Mont-Dauphin, 3 août 1899.

Monsieur Treille,

Je vous remercie avec félicitations de votre remède qui a parfaitement réussi en 1 heure cinq minutes. Il avait 19 mètres. Je n'ai pas souffert. Je vous remercie infiniment.

MONTEIL.
Soldat au 12e bataillon d'artillerie.

La Palisse, 18 septembre 1899.

Monsieur Treille,

Je vous prie de m'envoyer votre Tœnifuge pour adulte ; je l'ai expérimenté avec succès.

Docteur RALLIN,

Roanne, 5 novembre 1899.

Monsieur Treille,

J'ai appris que vous aviez un remède surprenant contre les vers. Veuillez me l'adresser contre le mandat ci-joint de 11 francs.

TRUCHARD J.

Le 4 février 1898.

M. Seyve, près Saint-Etienne, après une seule dose du *remède Victor Treille*, a expulsé d'une seule fois *17 ténias chacun avec leur tête*. Ce fait serait contestable sans preuve à l'appui ; mais M. Seyve, n'a que 38 ans. Il se porte à merveille depuis ce remède, et sa femme a pu, de ses yeux, compter elle-même les 17 têtes, toutes très apparentes et à caractères très distincts.

Si la science a quelques doutes sur cette cure phénoménale, M. Victor Treille tient à toute disposition sérieuse les documents authentiques à l'appui.

Jusqu'ici j'avais obtenu jusqu'à 8 et 9 têtes représentant autant de vers chez le même individu et par une seule dose ; mais 17 têtes !! cela ne s'est jamais vu.

Saint-Ange-le-Vieil, 17 septembre 1899.

Monsieur,

D'après les renseignements que j'ai reçus d'une amie voisine qui vous glorifie d'être le véritable sauveur de sa personne, pour l'avoir débarrassée des vers qui la rongeaient, je vous prie de m'envoyer le même remède de suite.

P. Hilarion, à Vieil (Seine-et-Marne).

Villefranche (Aveyron), 27 septembre.

Monsieur Treille,

Je viens vous remercier de votre Tœnifuge. Depuis, je vais très bien.

Marius A.

Saint-Laurent-du-Pont (Isère), 20 février 1900,

Monsieur Treille,

Nous sommes très satisfaits de votre produit contre le Ténia Veuillez nous en envoyer encore un flacon pour un nouveau malade.

Bouard et Cie.

Trignac (Loire-Inférieure), 21 février 1900,

Monsieur Treille,

Depuis deux ans, ma fillette âgée de 12 ans, souffrait de crises nerveuses terribles. Tous les remèdes n'amenaient aucun mieux, je lui ai fait prendre votre Tœnifuge et depuis elle n'a plus tombé. Toutes mes félicitations.

Cognard P.

Branoud (Gard), 19 mai 1900.

Monsieur Treille,

Au mois de janvier j'ai pris votre remède, le résultat a été merveilleux.

J. Prévot.

Nevers, 24 mai 1900.

Monsieur,

J'ai le plaisir de vous annoncer le bon résultat que nous avons obtenu de votre remède pour le ver solitaire. Toute ma famille et les personnes qui sont venues me voir sont absolument émerveillées. Croyez Monsieur, à toute ma reconnaissance et recevez mes félicitations pour votre remède qui est vraiment merveilleux. Je n'ai pas été malade du tout, pas de maux de cœur, pas de syncope.

A. Audibert.

Epagny (Côte-d'Or), 31 mai 1900.

Monsieur Treille,

Le traitement que vous avez envoyé à mon ami Bernard a très bien réussi, il vous en remercie beaucoup. Veuillez me l'adresser pour moi aussi, car je fais des vers de la grosseur d'une dent de fourchette et de 20 millimètres de longueur ; quand ils sont encore vivants, ils s'allongent et prennent la forme d'une graine de melon.

J. Descombes.

Saint-Affrique, 4 juillet 1900.

Monsieur Treille,

J'ai donné votre remède à ma femme, quoique d'une grossesse avancée, et elle a fait, sans fatigue, 10 mètres de ver large comme un doigt. Recevez toutes mes félicitations et mes sincères remerciements.

Riper.

Le Croisic (Loire-Inférieure), 14 juillet 1900.

Monsieur,

J'ai pris aujourd'hui votre remède, et le ver solitaire a été expulsé en moins d'une heure, sans souffrances. Merci, merci.

Ardouin.

Chazelles-sur-Lyon, 14 août 1900.

Monsieur,

Mon petit garçon, âgé de 4 ans, avait le ver solitaire ; je lui ai donné votre remède. Une heure après il était débarrassé. J'en suis d'autant plus sûr, que nous avons trouvé la tête. Recevez nos félicitations.

Planchard-Philippon.

Sion, Valais (Suisse), 25 août 1900.

Monsieur Treille,

C'est avec un grand plaisir que je puis vous informer du beau résultat de votre remède. Plus, pas une chute depuis. Il avait tout simplement le ver solitaire ce cher malade que l'on traitait pour l'épilepsie.

Weisb.

Guillou (Yonne), 17 septembre 1900.

Monsieur,

Je vous félicite sincèrement du merveilleux résultat obtenu par votre remède.

Jeannette.

Bernay de l'Eure, 1er octobre 1900.

Monsieur Treille,

Il y a deux ans, vous avez guéri des vers mon petit garçon âgé de 4 ans. Veuillez m'envoyer le même remède pour une fillette de 3 ans.

Marty.

La Motte-Chalançon, 20 octobre 1900.

Cher Monsieur,

Au moins vous ne me dites pas comme beaucoup d'autres spécialistes sur les vers : « Prenez mon remède, il est infaillible ». Vous me dites de m'assurer d'abord si les malaises que j'éprouve sont réellement occasionnés par les vers, et si j'en ai la preuve, vous me guérirez avec vos remèdes. J'aime mieux cela. En effet, j'ai tout essayé, capsules, pilules, poudres, etc., je suis toujours dans le même état, cependant, j'ai dépensé beaucoup en suivant les spécialistes.

Comme vous me le conseillez, je vais suivre le traitement que dirigera mon médecin.

Genin.

Saint-Etienne, 30 octobre 1900.

Monsieur Treille,

Les remèdes que le tarif du P.-L.-M. nous applique, ne comprennent pas votre Tœnifuge. Cependant plusieurs employés que je connais ont dû s'adresser directement à vous, pour se débarrasser du ver solitaire, et tous ont très bien réussi, je viens grossir le nombre des satisfaits.

Reymond.

Rive-de-Gier, 31 octobre 1900.

Monsieur,

Depuis que ma malade a pris votre remède, elle va mieux. Avant votre remède elle avait constamment des coliques suivies de diarrhées ; elle ne sent plus de fatigues et elle digère très bien.

Rouebet.

Saint-Just-en-Chevalet, 16 décembre 1900.

Monsieur,

Je regrette de ne pas avoir connu plus tôt votre excellent remède, car depuis qu'elle l'a pris elle va très bien.

Merci sincèrement. Veuve Bourrin.

Bou-Chadi Sfax (Tunisie), 10 janvier 1901.

Monsieur Treille,

Merci mille fois. Débarrassé du botriocéphale. Réussite complète.

E. Lavos.

Troyes, 6 janvier 1901.

Monsieur,

Sur la consulte du docteur Cahuzac de Troyes, veuillez m'envoyer votre remède contre le ver solitaire. Ci-inclus 11 francs en mandat-poste.

Bosquet-Auclair.

Paris, 16 janvier 1901.

Monsieur Treille,

Veuillez m'adresser un Tœnifuge par Arctée Centre Uode Island Bor f° (U.-E.-A.).

Côte-Chaude, 8 février 1901.

Monsieur Treille,

Ayant vu les bienfaits de vos remèdes chez des amis, je veux essayer de guérir mes douleurs. Vu que votre Tœnifuge est inoffensif, envoyez-le moi contre le mandat de 11 francs inclus.

CHAMACHOT.

Paris, 21 février 1901.

Monsieur,

Depuis un an j'ai le ver solitaire, j'ai essayé trois fois de m'en débarrasser et trois fois les remèdes n'ont pas réussi. On m'a parlé très avantageusement du vôtre. Je l'attends avec impatience contre le mandat de 11 fr. ci-inclus.

SERRET.

Modane, 26 février 1901.

Monsieur,

Je vous prie de m'envoyer un flacon de votre merveilleux remède pour expulser le ver solitaire, car ici, les personnes qui en ont fait usage, ont très bien réussi et j'espère faire comme elles.

DARD.

Carnot-Ville (Haut Dahomey), 1er mars 1901.

Monsieur Treille, pharmacien, Lyon (France),

Veuillez m'adresser votre excellent remède pour le ténia. Ici plusieurs colons s'en sont très bien trouvés.

A. AMORINO.

Lyon, 31 mars 1901.

Monsieur Treille,

J'ai été traité plusieurs fois à l'Hôtel-Dieu pour le ténia et je n'ai pas réussi.

J'ai pris votre remède et la première dose a suffi. Quel bonheur de pouvoir vous en exprimer ma reconnaissance.

LAPÉROUSSE.

Châtel-sur-Moselle, 22 janvier 1901.

Monsieur Treille,

Le remède a parfaitement réussi. Je suis très reconnaissant et vous adresse mes plus sincères remerciements.

RÉGINARD.

Le Vernay, 15 mars 1901

Monsieur,

Je suis toute heureuse de vous écrire pour vous remercier de votre remède contre le ver solitaire. Je puis vous affirmer que jusqu'ici j'avais essayé tous les remèdes imaginables, suivi plusieurs traitements sans aucun résultat, et depuis que j'ai eu le bonheur de prendre votre remède, j'ai pu faire le ver en une heure avec la tête.

Femme REGUIS.

Saint-Romain (Loire), octobre 1900.

Monsieur,

Je vous envoie un grand remerciement pour m'avoir débarrassé du ver solitaire. Une heure après votre remède, j'ai fait 15 mètres de ténia ; il était tout entier avec la tête.

GUY.

Saint-Etienne, 31 janvier 1901.

Monsieur Treille,

Je suis heureuse de pouvoir vous dire que votre remède a parfaitement réussi à guérir mon fils. Il a fait son ver solitaire et depuis il travaille régulièrement à son métier de rubans, qui est notre seul gagne-pain. Avant il prenait des crises souvent et ne pouvait pas travailler.

Veuve JARLHES.

Villeneuve-d'Orcion, 20 janvier 1901.

Monsieur,

Votre remède ayant donné toute satisfaction à mon ami de Bordeaux, je veux le prendre aussi. Veuillez me l'envoyer contre le mandat de 11 francs ci-joint.

POUBELER.

Saint-Etienne, 4 janvier 1901.

Monsieur Treille,

Soyez assez bon de m'expédier par retour du courrier votre remède contre le ver solitaire pareil à celui que j'ai fait prendre à un ami il y a quelque temps et qui nous a procuré entière satisfaction. Ce remède est pour envoyer en Italie.

RIGAUD.

Vesoul, 25 janvier.

Monsieur,

Je viens vous remercier de votre remède contre le ver solitaire ; il a très bien réussi ; le ver a été fait et la tête était très visible.

Sincères remerciements.

CLERGEAU.

Saint-Laurent-du-Pont (Isère).

Je suis heureux de vous signaler que j'ai obtenu un résultat complet avec votre Tœnifuge.

Docteur BANOL.

Saint-Jean-au-Pois (Oisé), 5 mars 1901.

Monsieur Treille,

Comme ma fille avait pris votre remède contre le ver solitaire, l'été dernier, après avoir souffert pendant 4 ans, elle a rendu le ver avec sa tête au bout de vingt minutes. Çà l'a complètement débarrassée.

J'ai attendu pour savoir si elle ne ressentirait plus rien. Elle est bien guérie.

Je ne sais comment vous prouver ma reconnaissance ; merci mille fois, je propagerai votre remède et je ne regrette pas mon argent, au contraire, je suis très satisfait.

TOURNEAUD.

La Maison Victor TREILLE

Fondée en 1872, la **Maison Victor Treille** est toujours allée en s'agrandissant. Ce n'est pas la maison commerciale où l'on cherche à faire argent de tout et par tous les moyens. Non, la conscience y est la directrice du travail et le scrupule en est la garantie.

Les médicaments sont toujours de première qualité et de première fraîcheur.

Les personnes qui tiendraient à récolter, elles-mêmes, leurs plantes médicinales peuvent venir consulter, gratuitement, la riche collection de plantes naturelles (3 000) que contient l'herbier botanique composé par *Victor Treille* depuis 1856.

De nombreux ouvrages manuscrits et autres, datant même du xve siècle, sont à la disposition des personnes que cette science pourrait intéresser, tant au point de vue amateur qu'au point de vue thérapeutique : Dioscoride, Chevalier de Lamark, Baillon, Acloque, etc.

La **Maison Victor Treille** se recommande par les soins apportés aux préparations pharmaceutiques et par la plus scrupuleuse délicatesse employée à la confection des ordonnances du médecin.

Toutefois, pour que le client soit bien garanti vis-à-vis des préparations d'un usage courant, la maison livre sous cachets, et au nom de *Victor Treille*, pharmacien, les préparations suivantes sous forme de spécialités. (1).

	Pris à Lyon.	Envoi à domicile contre mandat-poste de
Remède infaillible contre le ver solitaire et les autres vers.	10 »	11 »
Contre les oxyures (mixture).	1 50	3 »
— — (lavements)	4 »	5 »
— — (suppositoires)	3 »	3 50
Elixir vermifuge. — Contre les vers et les convulsions ; antinerveux.	2 »	3 »
Pilules spécifiques. — Contre la blennorrhagie. . . .	5 »	5 15
Pilules. — Contre la cystite.	3 »	3 15
— Contre le diabète.	4 »	4 25
Pilules antinévralgiques. — Guérison en 3 jours. . .	3 »	3 15
Grains de santé reconstituants. — Contre l'anémie. .	5 »	5 15
Liqueur pour Dames. — Age critique.	2 50	3 50
Emplâtres pour dérangement de matrice.	1 50	1 65
Eau de beauté de Mme Bargasse. — Taches de rousseur.	3 »	4 »
Spécifique. — Contre la pelade et la teigne.	10 »	11 »

(1) Produits dont la formule est publiée par le Codex Dorvault où les journaux de médecine et de pharmacie, et dont la préparation soignée est garantie par la signature ou le cachet de Victor Treille.

	Pris à Lyon.	Envoi à domicile contre mandat-poste de
Vinaigre d'Absalon. — Arrête la chute et fait repousser les cheveux	3 »	4 »
Antipelliculaire. — Arrête la chute et fait repousser les cheveux	3 »	4 »
Trésor de la bouche. — Conservation des gencives et des dents	2 »	3 »
Poudre rafraîchissante et laxative	1 50	2 »
Café antiglaireux. — Glaires, biles	1 »	1 25
Sirop de Phellandrine — Toux, irritation, oppression	2 50	3 50
Vin antirhumatismal. — Douleurs, sciatique	8 »	9 »
— de coca quina au lactophosphate de chaux	5 »	6 »
— de condurango blanc et boldo	5 »	6 »
— de gentiane au bromure de fer	4 »	5 »
— apéritif du docteur Monin	4 »	5 »
— de boldo et rhubarbe	4 »	5 »
— contre l'asthme, l'emphysème	5 »	6 »
— au glycérophosphate de chaux, gentiane, coca kola	4 »	5 »
Vin aux glycérophosphates de soude et fer, gentiane, coca, kola	4 »	5 »
— au glycérophosphate de fer, gentiane, coca, kola	4 »	5 »
Vin de coca tribromuré au sirop d'écorces d'oranges amères	3 »	4 »
Solution sédative anti-nerveuse	3 »	4 »
— à l'iodo-bromure de calcium	3 »	4 »
— au bromo-chlorure de calcium	3 »	4 »
— Germain Sée. — Antirachidien	4 »	5 »
— sulfo-azotique des Drs Coularet et Reuillet	3 »	4 »
Eau souveraine. — Maux de tête	1 »	2 »
Gouttes apéritives	2 »	3 »
Tisane. — Contre la blenorrhagie douloureuse	2 »	2 50
Arcane Hollandais. — Contre l'épilepsie	5 »	5 50
Antiépileptique de l'Hermitage. — Contre l'épilepsie	20 »	21 »

NOTA. — Il n'est fait aucun rabais sur les prix de la Maison **Victor Treille**. Très soigneusement et très scrupuleusement préparés, ces produits sont tarifés au minimum possible.

Les Maisons sérieuses ne supportent pas, du reste, le marchandage ; car la Santé n'est pas chose mercantile.

La première colonne indique le prix du remède délivré à Lyon même, et la deuxième colonne le prix du même remède rendu au domicile du demandeur et sans frais.

Les marchandises voyagent au péril et risque du destinataire, qui devra vérifier le bon état de la marchandise à l'arrivage; s'il y avait des avaries, il devra refuser le colis à présentation, et réclamer, dans les trois jours au plus tard, au service qui en a fait le transport, par lettre chargée ou recommandée.

Aucun produit n'est expédié si la lettre qui en fait la demande ne contient, en mandat-poste, le montant total du prix à domicile.

La maison n'expédie jamais contre remboursement.

ÉLIXIR BRONCHOPHILE DE GUICHARD

Chaque cuillerée à bouche ou petit verre à liqueur contient : codéine 0,01, gaïacol 0,03, bromophorme 0,02, ext. de belladone 0,02, terpinol 0,03.

Deux à trois cuillerées à bouche ou petits verres à liqueur par jour entre les repas. — Prix : **2** francs.

Dépôt général : Pharmacie Victor TREILLE, Lyon.

VIN DE CONDURANGO BLANC

(BOLDO ET EUCALYPTUS)

Contre les engorgements du foie et des viscères en général et contre les accès fébriles dans la circulation.

Une cuillerée à bouche matin et soir à jeun. — **4** francs.

CONTRE LE DIABÈTE

Pilules à base de bromure de fer, lithine et condurango, gentiane, colombo et rhubarbe.

Excellentes pour modifier les sécrétions biliaires, les régulariser et empêcher les calculs.

Elles réagissent sur le système urinaire en réconfortant le moral ; elles maintiennent l'appétit et arrêtent les points dans les reins et l'ardeur des urines. — Deux pilules à chaque repas avec du lait (6 par jour).

Prix : **4** francs ; par la poste, **4** fr. **25**.

VIN
CONTRE L'ENFLURE, L'HYDROPISIE & L'ALBUMINURIE

(Extrait de la formule de GUBLER *de l'Hôpital Beaujon)*

Ce vin combat l'oppression et l'enflure ; il facilite les urines et réussit admirablement dans les cas d'hydropisie, maladies de cœur et toutes les fois qu'il y a fatigue des reins, de la vessie ou des voies urinaires.

Dose : 3 à 4 cuillerées à bouche par jour. — Prix : **4** francs.

CONTRE LA CYSTITE

(Arénaria, Térébenthine, Lithiné, Fer, Acide benzoïque, Salycilate de soude)

Deux pilules avant chaque repas (6 par jour) produisent un excellent effet dans les cas d'inflammation de la vessie, du col, des voies urinaires en général.

Elles sont un correctif souverain à la suite de maladies blennhorragiques mal soignées et chroniques, gonnorhée, goutte militaire, etc., etc. — Prix : **3** francs ; franco par la poste, **3** fr. **25**.

SOLUTION A L'IODO-BROMURE DE CALCIUM

Dosée à 0,20 de chaque sel par cuillerée à bouche (Germain SÉE).

L'action de ces sels combinés est plus énergique et mieux supportée que l'action des sels de potassium qui finissent par fatiguer l'estomac.

Cette préparation est gastrique, et la remarquable propriété de ses principes se manifeste partout, sur l'estomac, le cœur, les muscles, les nerfs, les os, etc.

Dose : 1 à 4 cuillerées à bouche, suivant l'âge, avant de manger. — Prix : **3** fr.

SOLUTION AU BROMO-CHLORURE DE CALCIUM

(PHOSPHATÉ)

Dosée à 0,15 par cuillerée à café (Germain Sée).

Les sels de calcium sont mieux absorbés que les sels de chaux. Le chlorure de calcium surtout contient 2 tiers de calcium. Il s'applique surtout aux dyspepsies et aux lésions du cœur, Additionnée de phosphore acide, cette préparation est un remède excellent contre la névrose, le rachitisme, et en général toutes les fois qu'il faut régénérer et fortifier l'organisme.

Dose 1 à 4 cuillerées à café, suivant l'âge et avant les repas. — Prix : **3** fr.

SOLUTION TRICALCIQUE GERMAIN SÉE

Dosée à 0,15 de chaque sel par cuillerée à café.

Tonique reconstituant, antineurasthénique, antidéperditeur, réparateur des os, des nerfs et de la circulation ; stimulant du système musculaire et des fonctions intellectuelles, régulateur du cœur, de l'appétit et de la digestion ; donne des forces, de l'énergie et de la santé.

Tel est ce remède d'après le savant professeur Germain Sée.

Dose : 1 à 4 cuillerées à café, suivant l'âge et le cas, avant de manger. — **3** fr.

ANTIRACHIDIEN GERMAIN SÉE

CHLORURE DE CALCIUM, BROMURE DE CALCIUM, IODURE DE CALCIUM.

Cette préparation est dosée selon les principes du Dr Germain Sée, de façon à être supportée par tous les estomacs et ses principes assimilés sont sans déperditions.

C'est surtout un médicament gastrique, et il agit très bien dans le cas de dyspepsies et de lésions stomacales.

Une cuillerée à bouche aux repas de midi et du soir. — **4** francs.

NÉVRALGIES, FIÈVRES INTERMITTENTES

PILULES ANTINÉVRALGIQUES

(Codex 401-423)

Il serait inutile de décrire ce que l'on entend par névralgie. Quelques symptômes généraux en donneront suffisamment l'idée. Ce sont des douleurs aiguës qui affectent tantôt un côté de la tête ou de la face, tantôt une autre partie du corps, et ne donnent de relâche que pour se faire ressentir périodiquement, ou le lendemain ou le surlendemain. Ces douleurs sont parfois si violentes et si tenaces que tous les moyens sont impuissants à les calmer. Il est inutile dans ces moments de prendre des remèdes pour empêcher le mal. On doit se mettre en mesure de couper la névralgie définitivement.

Notre traitement demande seulement trois jours pour guérir parfaitement une névralgie bien caractérisée. Le premier jour on sent un ralentissement dans la douleur ; le deuxième jour elle est à peine sensible, et le troisième jour elle a disparu. Pour cela, il faut se conformer exactement à l'indication ci-dessous.

MODE D'EMPLOI :

Pilules. — Une boîte contient 12 pilules. Il faut en prendre 4 par jour ; Le remède est donc pour 3 jours sans interruption. Après chaque dose, boire une tasse de la tisane de chardon bénit ou de café noir très chargé et sans sucre.

Pour bien profiter de ce remède, il ne faut pas le prendre quand on souffre, mais une heure avant, à jeun ou deux heures après avoir mangé, et cela très régulièrement pendant 3 jours, aux mêmes heures.

Prix : **4** fr.

Seul dépôt : Pharmacie TREILLE, place Guichard, Lyon.

ANTIÉPILEPTIQUE DE L'HERMITAGE

Galium, Sélim, Gui, Dictame, Sels de Zinc, Bromhydrates et Valérianates de Sodium, Strontium.

Doses : loin des repas jusqu'a 10 ans 4 cuillerées à café par jour ; de 10 à 15 ans 6 cuillerées à café ; de 15 et au-dessus 1 cuillerée à bouche 3 fois par jour. Pas de tabac, pas d'alcool, pendant le traitement. — **20** francs.
Dépôt unique — Lyon, grande pharmacie V. TREILLE, place Guichard, Lyon

---

REMÈDE CONTRE LES TEIGNES ET LA PELADE

Dans ses nombreuses et longues études sur les parasites de l'homme, Victor Treille a découvert le remède qui guérit du *Ver solitaire et des autres vers en général* ; il a aussi trouvé le spécifique contre ce champignon contagieux et rebelle qu'on appelle : **maladie de la teigne.**

Cette triste affliction qui fait souffrir moralement et physiquement est malheureusement très fréquente, peu connue et encore moins combattue à défaut de remèdes énergiques. De là, calvitie partielle et complète chez les enfants et même de grandes personnes.

Pour se guérir de la teigne, il faut :

1° Couper les cheveux très ras ;

2° Appliquer sur la tête un cataplasme de farine de lin très mou et entre deux linges et pas trop chaud, pendant 1/2 heure, et une seule fois, le premier jour ;

3° Après le cataplasme, laver la tête avec l'eau de mauve et du savon noir. Bien la sécher ensuite ;

4° Après la lotion, imbiber une petite éponge avec le liquide du flacon, préparation n° 1, et bien frictionner tout le cuir chevelu, ne pas essuyer. Refaire cette friction matin et soir pendant 3 jours *(prendre garde aux dorures)* ;

5° Les 4 jours suivants, frictionner la tête avec la préparation n° 2, matin et soir. Enfin le 9me jour et suivants, chaque matin frictionner la tête avec le vinaigre d'Absalon, comme il est dit sur l'étiquette, et cela pendant longtemps ; les cheveux repousseront très bien.

Prix du traitement : **10** francs pris à domicile : **11** fr. expédié contre mandat poste, en expédition en franchise à la gare la plus rapprochée du destinataire.
Bien s'adresser au dépôt général, maison Victor Treille, Place Guichard. — Lyon Grande pharmacie du quartier neuf,

---

PILULES SPÉCIFIQUES DE VICTOR TREILLE

pour la guérison assurée des Ecoulements de toute nature.

Gomme kino. — Térébenthine d'Alsace. — Salol. — Extrait de gentiane. — Sulfate de fer. Cubèbe. — Santal.

Formule déposée à l'Académie de Médecine de Paris et aux Ministères du Commerce et de l'Intérieur.

MARQUE DE FABRIQUE DÉPOSÉE CONFORMÉMENT A LA LOI

C'est le seul traitement certain et inoffensif dont l'expérience a valu le succès. Sans copahu, sans mercure, ce remède n'altère en rien la santé ; il fortifie, au contraire. Avec lui, pas de tisane, pas d'injections, surtout, qui sont toujours nuisibles. Ce traitement est commode et simple ; chacun peut se soigner et se guérir très discrètement en particulier.

Blennorhagie, Gonorrhée, Goutte militaire, Spermatorrhée, etc., etc. ; voilà les maladies que guérissent les pilules de Victor Treille.

Prix du flacon : **5** fr. ; par la poste, **5** fr. **15**.

DÉPOT GÉNÉRAL : Victor TREILLE, Lyon, place Guichard.

Se trouvent partout, dans les grandes Drogueries et Pharmacies de France et de l'Etranger.

Une instruction accompagne chaque flacon. Un flacon suffit généralement Exigez la signature en travers de l'étiquette et l'inscription Victor Treille en spirale. sur verre bleu et le cachet tricolore sur le bouchon.

GRAINS DE SANTÉ RECONSTITUANTS

De Victor TREILLE

Lactate de fer. — Rhubarbe. — Gentiane.

Guérison radicale et prompte des pâles couleurs, de la chlorose, des pertes blanches, anémie, etc., et de leurs conséquences.

Ce traitement ne constipe pas ; il stimule l'appétit, fortifie les reins et revivifie l'économie en régularisant les principes de la circulation du sang.

Il convient principalement aux demoiselles en pension, sédentaires ou privées du grand air. *A base de fer, gentiane, térébenthine et colombo,* ce remède constitue à lui seul un traitement complet et est suffisant.

Demoiselles de magasin, couturières, repasseuses, modistes, etc., c'est votre meilleur remède.

Dose : 2 grains à chaque repas (6 grains par jour).

Prix : **5** fr.; par la poste **5** fr. **25**.

Nota. — Un flacon contient 200 grains et peut durer six semaines. C'est le traitement le plus avantageux et le plus sûr. Il revient à 15 centimes par jour et est suffisant.

VINAIGRE D'ABSALON ET ANTIPELLICULAIRE

Spécifiques pour arrêter la chute des cheveux et les faire repousser.

Il suffit d'en verser quelques gouttes dans le creux de la main et d'en frictionner le cuir chevelu chaque matin. Les pellicules sont dissoutes et disparaissent immédiatement après la première friction.

Après quelques jours de ces soins assidus, on voit recroître les cheveux qui étaient tombés et ceux qui étaient malades sont retenus.

Ces préparations, d'une odeur très agréable, sont inoffensives et soulagent même les maux de tête et les migraines.

Prix : **3** francs.

VERMIFUGE ANTI-NERVEUX POUR ENFANTS

Plantes vermifuges anti-nerveuses. Sels de Strontium.

A part le Tœnifuge ou Grand Remède qui débarrasse en une seule fois de tous les vers, la maison Victor Treille prépare un **Elixir Vermifuge** très efficace et très en cours.

A base de plantes vermifuges et anti-nerveuses, cette liqueur calme les vers, les nerfs et prévient les convulsions.

Les grandes personnes elles-mêmes se trouvent très bien de son emploi.

Cet élixir est préparé sans sucre, car le sucre favorise les vers. C'est pour cela que l'expérience nous empêche de *jamais donner aucun sirop contre les vers.*

MODE D'EMPLOI DE L'ÉLIXIR VERMIFUGE

Cet élixir se prend à volonté, mais surtout le matin et le soir à jeûn, en se levant, et avant de souper, à une heure de chaque repas.

Dose :

Jusqu'à 10 mois	1	cuillerée à café.
De 10 mois à 3 ans	2	—
De 3 ans à 10 ans	3	—
De 10 ans et au-dessus	1	cuillerée à bouche.

Matin et soir, pendant trois jours.

Le 4e jour, donner un peu d'huile de ricin vermifuge pour finir de faire évacuer les vers morts dans les intestins.

Recommencer les trois derniers jours de chaque vieille lune et par les vents du Midi.

En agissant ainsi, vous éviterez les crises et les convulsions terribles qui tuent ou paralysent tant d'enfants en bas âge.

L'Elixir vermifuge vaut **2** fr. et par colis postal, **3** fr., à domicile. Il ne peut pas s'envoyer par la poste. Chaque demande devra contenir un mandat postal de **3** fr., sinon rien ne sera expédié. (Tenir les flacons au frais et renversés, de manière que l'air ne pénètre pas dans le vide, ce qui ferait produire des fleurs à la surface.)

On devra toujours en avoir en provision; car, en cas de crises, les secours sont souvent trop en retard.

L'étiquette de chaque produit portant le nom de la Maison, *M. Victor Treille*, répond du contenu.

La Pharmacie qui était ci-devant à Saint-Etienne (Loire) est universellement connue et recommandée à toutes les familles; c'est dans un intérêt général qu'elle a été centralisée à Lyon.

Parlant de la maison **Victor Treille,** le public est arrivé à ne la désigner que par les noms de :

PHARMACIE DES ENFANTS

PHARMACIE DES VERS

PHARMACIE DE FAMILLE

En effet, il y surabondance de clients quand arrivent les fins de lune où les vers fatiguent les enfants, et dans les moments de diarrhées, cholérines, coliques avec diarrhée verte.

Il est aussi à remarquer que le succès dus aux remèdes de **M. Treille** sont le résultat d'un très long et constant travail. Déjà, en 1870-1872, **M. Victor Treille** était le répétiteur familier, à Lyon, en botanique et en matière médicale. Les plantes n'ont pas de secrets pour lui, et c'est encore là la médecine la plus sûre et la meilleure.

C'est pour cela que nous répétons : Soyez sûrs de la maladie, **M. Treille** sera sûr de son remède. C'est pour cela aussi que la maison **Victor Treille** est une maison de confiance; il se fait chez lui *de la vraie pharmacie et non du commerce.*

La pharmacie et la médecine sont un art et un sacerdoce, ils ne devraient pas être un trafic de marchandises et d'argent plus ou moins loyal.

On n'est pas malade par plaisir ; il vaut donc mieux employer des bons et vrais remèdes, y mettre le prix raisonnable et ne pas y revenir. On dépense moins, par le fait, et on est plus sûr de guérir.

En résumé, si vous êtes malades, voyez un bon docteur, et faites remplir son ordonnance dans une bonne pharmacie. D'un côté comme de l'autre, c'est regrettable à constater, mais il y a un choix à faire : à vous d'apprécier.

ACCROISSEMENT DE L'ENFANT

En poids

Du 1er au 7e jour jour il y a déperdition.

A un mois l'enfant pèsera.	. . . .	3 k. 700
A un an — —	. . .	9 k. »
A deux ans — —	. . .	11 k. 470

En longueur

Le premier mois il grandira de.	. .	0^m04
Le deuxième mois —	. . .	0 03
Le troisième mois —	. . .	0 03
Le quatrième mois —	. . .	0 02

Ensuite, de 0^m01 par mois jusqu'à un an : il aura donc grandi de 0^m20 par an.
Jusqu'à 15 ans, son accroissement annuel ira de 0^m20 à 0^m4, c'est-à-dire que :

La première année il grandira de.	.	0^m20
La deuxième année —	. .	0 10
La troisième année —	. .	0 08
La quatrième année —	. .	0 07
De la 5e à la 9e	. .	0 06
De la 10 à la 14e	. .	0 05
La quinzième année —	. .	0 04

Soit un total de 1^m04 centimètres à ajouter à sa longueur en naissant, et l'on aura ainsi la moyenne d'un enfant bien constitué, bien entretenu jusqu'à l'âge de quinze ans.

ALLAITEMENT NATUREL.

1er jour, 3 à 4 gr. par tétée	. . . .	20 à 30 gr. par jour.
2e jour, 15 gr. par tétée	. . . .	120 à 150 —
3e jour, 40 gr. —	. . . .	360 à 400 —
4e jour, 50 gr. —	. . . .	400 à 500 —
2e et 3e semaines, 60 à 70 grammes par tétée	. .	600 à 700 —
2e mois, 80 à 100 gr. par tétée.	. . . .	700 » —
3e mois, 100 gr. par tétée.	. . . .	700 à 800 —
4e mois, 120 gr. —	. . . .	800 à 900 —
5e au 10e mois, 140 à 150 gr. par tétée	. . . .	900 à 1 000 —

ALLAITEMENT ARTIFICIEL.

Le premier mois,	moitié lait de vache,		moitié eau.
Le deuxième mois,	2/3 —	2/4	»
Le troisième mois,	3/4 —	1/4	»
Le quatrième mois,	lait pur.		

Sucrer légèrement l'eau et faire prendre à la température de 36 à 37°.

CAUSERIE

Les grands souffrent des douleurs, les enfants sont énervés, fiévreux, etc. On dit que les premiers ont des *rhumatismes* et les enfants des *vers.* Et alors ?...

Dans le premier cas, on essaye, on tâtonne et rien ne réussit. En effet, très souvent, les douleurs banalement appelées rhumatismes sont le résultat d'un effet réflexe causé par la présence des vers dans les viscères.

Détruire alors la cause, c'est supprimer l'effet. *Traitez-vous donc pour les vers et vous cesserez de souffrir.*

L'expérience est acquise, et de nombreux malades, après plusieurs stations balnéaires, y ont renoncé. Enfin on leur a conseillé un remède, bien simple pourtant, bien inoffensif, bien facile à prendre. Ils ont pris le **remède Victor Treille** *contre les vers en général.*

Par une seule dose, le premier jour, en une heure, ils ont été guéris. Les attestations en ce sens sont nombreuses et à la disposition des intéressés. Les malades ainsi guéris habitent Saint-Etienne, Lyon, Paris, Londres, Marseille, Bordeaux, Cannes, Saïgon, Moscou, etc., etc.

Le remède populaire de **Victor Treille** est garanti contre les vers en général et le *ténia* en particulier. Il est de **10 francs** *pris à Lyon et* **11 francs** *par la poste contre un mandat*, avec un beau livre sur les vers.

L'**Elixir vermifuge**, que toutes les mamans connaissent, pour les *enfants énervés* et sujets *aux convulsions*, est vendu : le grand flacon, **2 francs**, et par colis postal, **3 francs** ; le demi-flacon, **1 fr. 25**, et par colis postal, **2 fr. 25**.

La maison ne livre jamais sans mandat-poste ni contre remboursement.

Prière de toujours bien s'adresser à l'inventeur, seul dépositaire au monde, **M. Victor Treille**, pharmacien, ex-aide médecin-major, *61, place Guichard, Lyon* (angle des rues Vendôme et de la Part-Dieu).

La tranquillité de la mère de famille.

La tranquillité de la mère de famille est de voir grandir ses enfants en bonne santé. Leurs caresses et leurs gentillesses sont une douce compensation des sacrifices maternels. Mais le difficile est de maintenir ces jeunes plantes en bonnes dispositions d'avenir. L'enfant est sujet à bien des malaises : aux coliques, à l'énervement, à la fièvre, à la diarrhée, aux éruptions diverses, aux *convulsions*, à l'entérite, à la méningite, etc.

Or, supprimer la cause est supprimer l'effet. Quoiqu'on dise, et les mamans le savent mieux que personne, *le plus souvent les maladies des enfants sont causées par les vers*, et les preuves constantes justifient la thèse des partisans de cette théorie. Combien de fois n'a-t-on pas vu s'arrêter, après l'évacuation des vers, des *fièvres*, des *vomissements*, des *coliques*, des *diarrhées rebelles*, des *crises nerveuses*, des *convulsions*, des *entérites* et *même des méningites ?* Toutefois, quand on voit un enfant malade, il est toujours prudent de prendre les précautions d'usage, les précautions de famille : **donnez pour les vers.** Mais il y a l'embarras du choix. Il ne s'agit et il ne suffit pas de gorger l'enfant de vermifuges quelconques ; il ne suffit pas que le remède ne fasse ni bien, ni mal. Le mal étant déclaré, il importe de l'arrêter au plus vite et, très souvent en agissant ainsi, on évite des accidents irréparables. Alors qu'y a-t-il à faire pour tranquilliser la famille ? Mettre sous la main de la mère, toujours tenue dans l'inquiétude, un remède simple, facile, inoffensif, qui conjure au moins tout danger en attendant le médecin. Ce remède était difficile à trouver, et il a fallu toutes les études et les expériences d'un professeur de botanique, d'un travailleur infatigable dans ses recherches scientifiques sur les vers des intestins, pour y parvenir.

M. Treille a composé un **Elixir vermifuge antinerveux** avec des plantes spéciales, récoltées par ses soins. Cet Elixir est inoffensif, facile et bon à prendre. Que chaque mère de famille ait donc un flacon en prévision. Aux premiers symptômes de malaise des enfants, quelques cuillerées à café ou à bouche, suivant l'âge, suffiront pour conjurer tout danger, et si cela n'est pas suffisant en cas de maladies graves non occasionnées par les vers on aura au moins le temps d'appeler son médecin, qui diagnostiquera et fera le nécessaire. Cet Elixir a déjà une réputation très justifiée dans la région lyonnaise : le Rhône, la Loire, la Haute-Loire, l'Ardèche, l'Isère, la Drôme, les deux Savoies, l'Ain, la Saône-et-Loire, l'Allier, le Puy-de-Dôme, etc., etc. *Le flacon est de 2 francs* et peut durer plusieurs mois, suivant l'âge et le nombre de malades. Avoir soin de conserver le flacon une fois débouché, *bien rebouché, renversé et au frais.* Quiconque l'a essayé depuis vingt-cinq ans l'a accepté : c'est ce qui en fait la grande réputation et la vente toujours croissante. **Avec l'Elixir vermifuge antinerveux Victor Treille, plus de crises, plus de convulsions.** Les enfants sont calmés de suite, et l'on a au moins le temps nécessaire de prendre des précautions plus sérieuses, s'il en est besoin.

CET ÉLIXIR NE SE TROUVE

ACTUELLEMENT QU'A LYON

Grande Pharmacie du Quartier-Neuf

61, Place Guichard, 61

ANGLE DES RUES VENDOME ET DE LA PART-DIEU, PRÈS LA NOUVELLE PRÉFECTURE

GUILLOTIÈRE-BROTTEAUX

NUL DÉPOT AILLEURS

Une remise de **25** °/₀ *est faite aux Écoles ou Communautés qui en demandent* **12** *flacons à la fois.*

TABLE DES MATIÈRES.

18913. — Lyon. — Imp. Bourgeon, rue des Marronniers, 7.

Je suis le ver, le pauv' ver solitaire!

Vincent Hyspa, le désopilant et chatnoiresque chansonnier vient d'envoyer sa chanson, avec dédicace, à M. Victor Treille, le pharmacien de Lyon. Cette dédicace est ainsi conçue :

Hommage d'un ver solitaire qui ne l'est plus!

Voilà qui est peu banal! Si tous les vers expurgés par M. Treille se mettent à lui rendre hommage, quel défilé!...

André Villers.

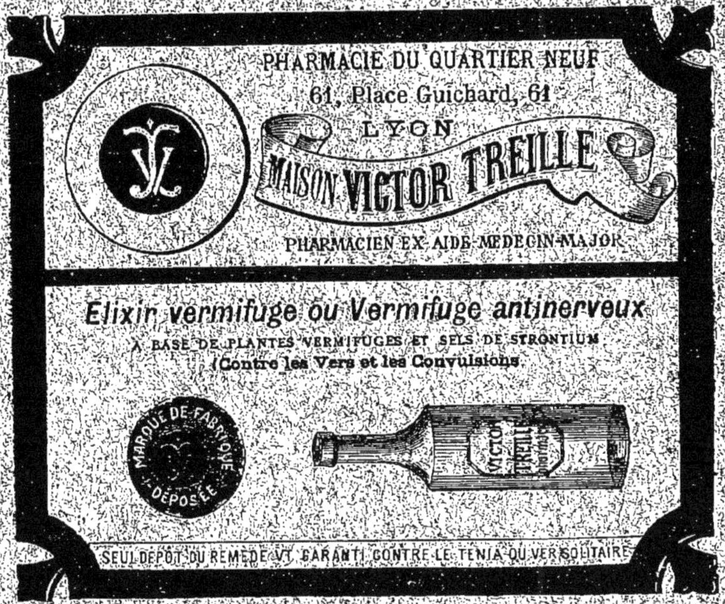

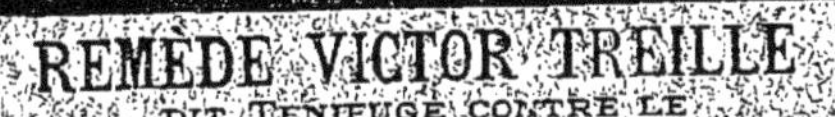

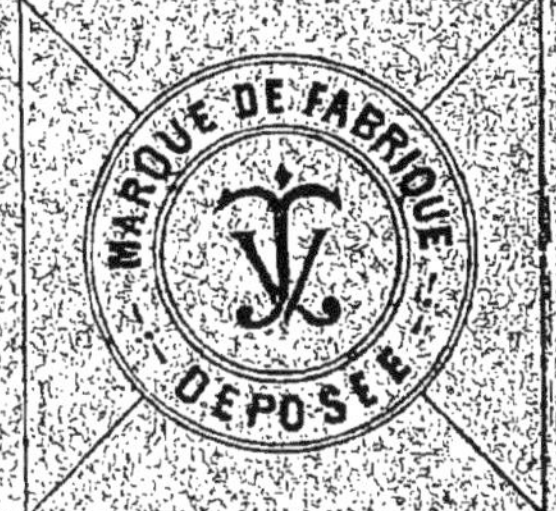

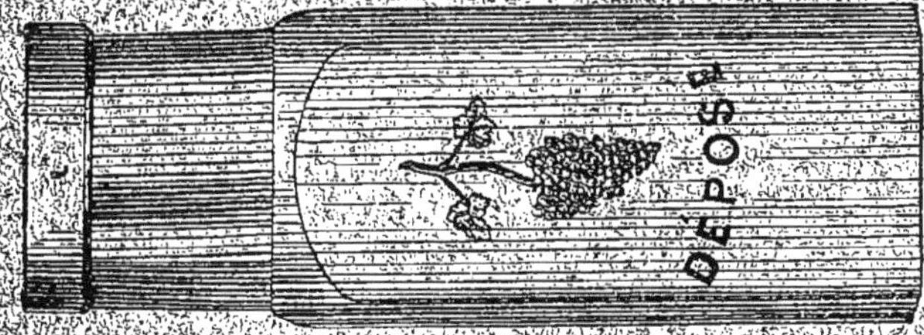

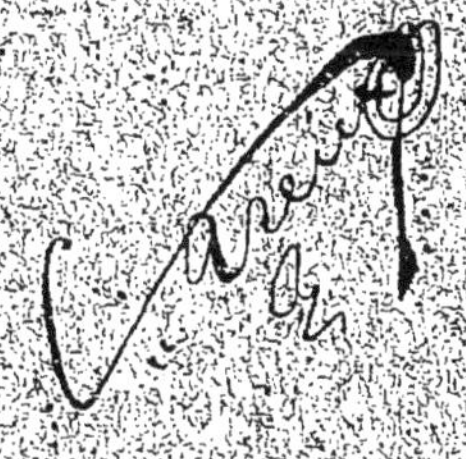

18913. — Lyon. — Imp. Bourgeon, rue des Marronniers, 7.

www.ingramcontent.com/pod-product-compliance
Ingram Content Group UK Ltd.
Pitfield, Milton Keynes, MK11 3LW, UK
UKHW020240220726
13923UKWH00002B/759